U0351180

LIEXIZHE DE SHENGYIN

NONGCUN YILIAO WEISHENG ZHENGCE
CANYU ZHUTI XINGWEI FENXI

列席者的声音

农村医疗卫生政策
参与主体行为分析

李 洁◎著

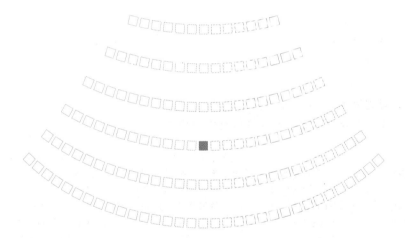

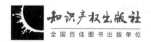

知识产权出版社

全国百佳图书出版单位

图书在版编目（CIP）数据

列席者的声音：农村医疗卫生政策参与主体行为分析/李洁著. —北京：知识产权出版社，2017.8

ISBN 978 - 7 - 5130 - 5048 - 7

Ⅰ.①列… Ⅱ.①李… Ⅲ.①农村—医疗保健制度—研究—中国 Ⅳ.①R197.1

中国版本图书馆 CIP 数据核字（2017）第 182991 号

内容提要

本书以新医改为研究背景，选择山东省 H 市 J 县 T 镇卫生院作为调研地点，分析新医改中与乡镇卫生院相关的政策对乡镇卫生院提供医疗卫生服务行为的影响以及乡镇卫生院的政策的回应性行为，同时分析基层政府和参保居民在政策规制下的行为取向，进而探讨乡村医疗卫生服务提供的现状、存在问题及原因。

责任编辑：龚 卫　　　　　　　　　　责任校对：谷 洋

装帧设计：SUN 工作室　韩建文　　　责任出版：刘译文

列席者的声音

——农村医疗卫生政策参与主体行为分析

李 洁 著

出版发行：知识产权出版社有限责任公司	网　址：http://www.ipph.cn
社　址：北京市海淀区气象路 50 号院	邮　编：100081
责编电话：010 - 82000860 转 8120	责编邮箱：gongwei@cnipr.com
发行电话：010 - 82000860 转 8101/8102	发行传真：010 - 82000893/82005070/82000270
印　刷：北京科信印刷有限公司	经　销：各大网上书店、新华书店及相关专业书店
开　本：880mm×1230mm　1/32	印　张：7.5
版　次：2017 年 8 月第 1 版	印　次：2017 年 8 月第 1 次印刷
字　数：165 千字	定　价：30.00 元

ISBN 978 - 7 - 5130 - 5048 - 7

前　言

　　长期以来由于我国经济社会发展的城乡二元结构体制，国家在公共卫生领域的财政投入不足，城乡医疗卫生资源分配不合理，有限的医疗卫生资源基本都集中于城市，导致农村卫生事业发展滞后，加之农村社会保障制度严重缺失，农村医疗卫生服务远远不能满足农民的医疗需求。为改善农村地区的医疗卫生服务，2003年卫生部等部门联合颁发了《关于建立新型农村合作医疗制度的意见》，开始在部分农村地区开展新型农村合作医疗制度的试点工作。2009年，中共中央、国务院下发了《关于深化医药卫生体制改革的意见》，在全国开展新一轮医药卫生体制改革。尽管政府在农村医疗卫生机构设置上通过政策和财政上予以极大重视，力图将基层社区乡镇医院、诊所、卫生站打造成非营利性单位和"公共品"，但这种表面上公益性的回归实际上并没有完全满足农民的医疗卫生服务需求，农村医疗卫生服务提供仍然存在问题，农村医疗卫生政策没有真正实现其目标。农村医疗卫生政策的出台无疑是力求实现为农民提供基本医疗卫生服务的公益性目标，但这种公益性目标在政策实际执行过程中并没有得到完全实现。

安东尼·吉登斯（Anthony Giddens）在其结构化理论中探究了个人的社会行动及其能动性与社会结构之间的关系。吉登斯将"结构"理解为不断地卷入社会系统再生产过程中的规则与资源。结构具有二重性，即社会结构不但对人的行动具有制约性，同时也是行动得以进行的前提和中介，它使行动成为可能；行动者的行动既维持结构，又改变结构。结构并非是人行动的外在之物，而是人们在行动时可以利用的"规则"和"资源"。规则是指行为的规范，它可以为行动者提供相关的方法论与技术，被行动者策略地利用；资源分为权威性资源和配置性资源，行动者在利用资源就等于拥有了改变他人行为的权力，从而行动者具有了改变社会结构的能力。吉登斯的结构化理论阐释启发笔者，农村医疗卫生政策的执行使得政策参与主体产生了相应的行为取向，并形成复杂互动关系，从而影响农村医疗卫生服务的提供和利用，并进而影响整个农村医疗卫生政策的执行情况。因此，本书尝试将制度分析与行为分析相结合，既考察农村医疗卫生政策对目标群体行为的规制，又考察目标群体的行为反过来对农村医疗卫生政策和制度的影响，从而进一步增强政策的导向性，改善农村医疗卫生服务提供的质量。

具体而言，本书将以"新医改"为研究背景（时间轴线），选择山东省 H 市 J 县 T 镇卫生院作为调研地点（空间轴线），着重分析"新医改"中与乡镇卫生院相关的政策对乡镇卫生院提供医疗卫生服务行为的影响以及乡镇卫生院的政策的回应性行为，并同时分析基层政府和参保居民在政策规制下的行为取向以及这种行为取向对农村医疗卫生服务提供的影响，由此探讨乡村医疗卫生服务提供的现状、存在问题及原因，并从而论证以下内容。农村医疗卫生政策的出台和执行对政策参与主体的行为产生影响，农村医疗卫生政策一方面成为政策参与主体可以利用的资源之一，另一方面也规制了政策参与主体的行为；政策参与主体出于自身的利益取向做出的行为反作用于农村医疗卫生政策，这些行为的目标与政策目标存在一定程度的偏离，从而影响了农村医疗卫生政策的执行效果；农村医疗卫生服务的提供并不单纯取决于提供者即乡镇卫生院的行为，而是同时受到另外两个参与主体即政府和农村患者行为的影响，三方的互动共同影响了农村医疗卫生服务的提供和农村医疗卫生政策的执行。因此，农村医疗卫生政策参与主体的行为目标和政策的宏观目标之间存在差异，是农村医疗卫生政策的政策目标没有得到充分实现的原因，要进一步实现政策目标，政策在制定和执行过程中需要加强对政策参与主体行为的引导。

目　录

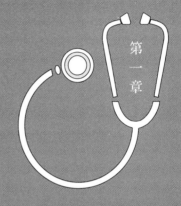

第一章

从缺席到出席
——新医改下农村医疗卫生政策的出台与执行

我们无法孤立的研究医疗体制。它是社会
文明的一个部分，它与社会的整体结构紧密相连，不可分割。

（沃尔顿·H. 汉密尔顿）

一、缺席——农村医疗卫生政策的相对缺失

（一）农村医疗卫生服务整体不足

中华人民共和国成立后，对于农村医疗卫生服务的提供，政府并非是完全的缺席状态，与之相反，事实上中央政府早在1950年8月召开的第一届全国卫生工作会议上就已经确定了医疗卫生工作方针。其中第1条内容就是"面向工农兵"，这一极具有政治目标导向的方针同时发挥了实际指引作用。截至1952年底，全国县级卫生机构从1949年的1400余所增加至2123所，分布于全国约90%以上的地区。在当时的时代背景下，鼓励个体中西医组建联合诊所为农民提供医疗服务是政府在基层农村的主要卫生策略。但直到1955年前，中国农村基本上实行的仍然是自费医疗制度，在医疗卫生筹资方面也没有明显变化，也正是基于这种费用收支的现实状况和农民的实际支付能力，通过"合作"发展农村医疗卫生服务理念由此开始萌芽。此后，1955年席卷中国农村的合作化高潮对提供医疗卫生服务的农村基层卫生组织的发展产生了极大促进，在其后短短两三年的时间里，全国5万多个乡镇都设立了联合诊所或区卫生所，多数农业合作社也

都设有卫生室（站）、配备有不脱产的卫生员、接生员，从而提出"农村卫生工作网"的概念及具体实践奠定了基础。而且更重要的是，农业合作化成为合作医疗的催化剂。生产、资金、农具、技术上的互助合作启发农民把互助合作扩大到医疗领域，可以说，没有农业合作化运动就不会有农村的合作医疗运动。

农村合作医疗在将近 50 年的发展历程中，先后经历了 20 世纪 40 年代的萌芽阶段、50 年代的初创阶段、60 ~ 70 年代的发展与鼎盛阶段、80 年代的解体阶段和 90 年代以来的恢复和发展阶段，作为由我国农民自己创造的互助共济的医疗保障制度，其在保障农民获得基本卫生服务、缓解农民因病致贫和因病返贫方面发挥了重要的作用，为世界各国，特别是发展中国家所普遍存在的问题提供了一个范本。这不仅在国内受到农民的欢迎，成为中央政府执政合法性的重要的群众基础之一，而且在国际上得到广泛好评，其成本及收益受到肯定。1974 年 5 月在第 27 届世界卫生大会上，第三世界国家对农村合作医疗表现出普遍的热情关注和极大兴趣，联合国妇女儿童基金会也在 1980 ~ 1981 年年报中指出，中国的"赤脚医生"制度在落后的农村地区提供了初级护理，为不发达国家提高医疗卫生水平提供了样本，世界银行和世界卫生组织更是把农村合作医疗称为"发展中国家解决卫生经费的唯一典范"。

然而，自 70 年代末到 80 年代初，由于农村合作社体制的逐步解体，随着农村内的"工分制"瓦解，赤脚医生无法通过从事医疗活动来换取工分进而获得粮食等其他生活资料，基本上完全丧失了外出行医的动力，以及由于合作社的瓦解无法再为村内卫生所的正常运行提供资金来源，村内的公共卫生机构无法继续支撑而瓦解。与此同时，适应市场经济体制和社会化的农村医疗卫生服务体系并没有建立起来，农村的公共医疗卫生机制基本上呈现着真空的状态，农村医疗卫生服务提供严重不足。

（二）农村医疗卫生服务相对不足

农村医疗卫生服务不足表现在多个具体的方面，如医疗卫生政策制度建设不足、医疗卫生服务资源匮乏、医疗卫生服务设施落后、医疗卫生服务人才缺乏等，然而，所有这些具体的可以量化的因素其实都可以从医疗卫生服务政策参与主体的主观意愿上寻求解释，即保障主体（政府）的缺位和被保障主体（农民）的缺失。

第一，农村农民医疗保障乃至整个社会保障意识的缺乏和权利的缺失。在新中国成立最初阶段的社会保障制度建设中，即是以城镇职工的社会保障制度建设为起始点的，其制度建设的理念依据即是"农民有土地保障，工人有劳保保障"。可以说，无论是农民自身还是社会其他成员，都习惯于认为农民依赖于土地，从土地中获得自己所需要的任何形式的保障都是理所应当的，并且是有可能性而为之的。这种"农民有土地"的意识根深蒂固，使得为农村建立社会保障制度几乎没有理论和现实根据，农村的社会保障几近空白。在家庭联产承包制实行以前，农民还能从原有的以社队为基础的集体经济制度中得到一些集体保障，如"五保户"、合作医疗等，而随着人民公社体制的解体以及原有的集体保障基本消亡，农民本来就较少的保障也产生了存在危机，全国95%的农村也已没有合作医疗。并且，尽管农民热爱甚至膜拜土地，土地是农民的"衣食父母"，是农民的主要生产资料，拥有土地就是拥有安全与自由的希望，但随着工业化的发展、农民支付结构的变化，土地作为唯一生产资料的地位在下降。农村社区保障的发展、集体企业和村级经济组织实力的增强，为社区农民提供了相应的保障，也促使农民产生了放弃土地的倾向；工业化、城镇化的推演必将导致耕地减少，从而将使部分农民永久失去土地而彻底失去土地保障。从总体上看，随着农村剩余劳动力非农化就业的深化，当农民收入提高到这样的程度，以至土地收益在其总收益中所占比重下降到微不足道的地步时，将使部分进城农民自愿放弃承包地。因此，无论是在农民主观意愿上还是宏观社会政治经济条件的发展变化上，单纯的依赖于土地解决农民的社会保障问题已经不具有科学性。

第二，国家在发展策略选择上重城市轻乡村，长期的城乡二元结构导致农村、农民社会保障、医疗保障的缺失。在去革命化、进行工业化建设的最初阶段，大部分发展中国家都选择倾向于城市和资本的政策策略，使得农村和农民处于政治上的边缘化状态，进而使得农村农民的福利也处于相对被轻视的地位。政治家往往对城市和农村采取了不同的政治策略，失去城市选民的支持会付出较大的政治成本，引起社会动荡的风险较大；而相反，得到农民的支持的政治收益和经济收益则相对较低。因此，政治家往往会"舍农村，取城市"①，我国长期的城乡二元结构可以说是国家政策这一偏向的具体表现。自1954年刘易斯提出"城乡二元结构"的理论后，结合我国现实国情和发展路径，关于我国城乡二元结构的研究大量涌现，尽管在具体的定义以及生成机理的表述上有所差异，但是，对于何谓城乡二元结构及其所具有的基本特征已经形成共识，即指以社会化生产为主要特点的城市经济和以小农生产为主要特点的农村经济并存的经济结构。具体则表现为：城市经济以现代化的大工业生产为主，而农村经济以典型的小农经济为主；城市的道路、通信、卫生和教育等基础设施发达，而农村的基础设施落后；城市的人均消费水平远远高于农村；相对于城市，农村人口众多等。在城乡二元结构生成问题方面，林毅夫认为我国城乡二元结构的生成与新中国成立初期国家的"重工业优先发展战略"政策有重大关联，重工业的资金密集型产业特点，本身不会产生众多就业机会，无法吸收农村劳动力到城市就业，倒逼国家采取干预政策，导致城乡二元结构的形成。② 孙立平则认为，城乡二元结构的引发有"行政主导型的二元结构"与"市场主导型的二元结构"两种，行政型的城乡二元结构与市场型的城乡二元结构共同导致城乡二元结构生成。③ 因此，中国城乡二元结构内容的特殊性在于它不仅局限于

---

① 贝茨. 市场与国家：发展经济政治学 [M]. 北京：国际文化出版公司，2002：110.

② 林毅夫. 中国的城市发展与农村现代化 [J]. 北京大学学报：哲学社会科学版，2002（4）：12-15.

③ 孙立平. 转型与断裂 [M]. 北京：清华大学出版社，2004：114-115.

二元经济结构的层面，而且是渗透到政治、社会、文化等方面，其中社会保障制度的缺乏即是表现之一。

二、出席——新医改下的农村医疗卫生政策

农村医疗卫生政策的不断出台及执行是政府对于城乡之间医疗卫生服务的巨大差距及其所折射出的城乡之间的整体巨大差距的回应。黄大洲在对农村建设的回顾中指出，农业和工商业之间有一段很大的差距，如果任其自然放任其发展，会形成两极化的社会经济结构，"今后对乡村建设的基本观点，应该摒弃狭隘的经济观点，而以政治、社会福利的观点来考量今后的农村建设。惟有突破此观点上的障碍才能可望以更大的手笔推动今后的农村建设工作，才有可能拉平城乡的差距，建立都市和乡村平衡发展的安和乐利之社会"①。随着我国经济发展水平的提高、城乡贫富加剧带来的负面后果、农村农民社会保障意识的逐渐觉醒以及国家政府执政和发展理念的改变，国家和政府出席了一系列旨在保障农民医疗卫生服务需求的政策，从而在改变了自身在农村医疗卫生服务中的缺席状态。

（一）新医改下农村医疗卫生政策的出台

由于我国长期的城乡经济二元化结构，国家在公共卫生领域

---

① 黄大洲. 现代农业建设十要点 [J]. 农村工作通讯，2009（24）：16.

的财政投入不足，有限的卫生资源基本都流向城市，城乡医疗卫生资源分配不合理，农村卫生事业发展滞后，农村社会保障制度严重缺失，农村医疗卫生服务的提供远远不能满足农民的医疗需求，农村的"看病难，看病贵""因病致贫""因贫治病"等问题相对于城市更加严重。为了解决广大农民"看病难、看病贵"问题，2003年，卫生部、财政部、农业部三部委联合颁发了《关于建立新型农村合作医疗制度的意见》，明确提出了完善与发展农村新型合作医疗制度的要求，并开始在部分农村地区开展新型农村合作医疗制度的试点工作。2009年，中共中央、国务院下发了《关于深化医药卫生体制改革的意见》，在全国开展新一轮医药卫生体制改革（简称"新医改"），其中基层新医改在新医改中占据了重要地位，国家试图通过相关医疗卫生政策在农村基层的执行（以下简称农村医疗卫生政策）来改善农村地区的医疗卫生服务提供状况，满足广大农民的基本医疗卫生服务需求。

在农村医疗卫生政策中，有两个需要注意和明确的问题。第一，"新农合"作为农村基本医疗保障制度，在农村医疗卫生政策中占据主体地位，国家和政府围绕"新农合"制定和执行了一系列相关农村医疗卫生政策。第二，乡镇卫生院作为农村医疗卫生服务系统中连接县级医院和村级卫生室的中间机构，在农村的医疗卫生服务提供中占有重要地位，因此，对乡镇卫生院的改革和发展所作出的部署是农村医疗卫生政策的重要方面。

1. 新型农村合作医疗

在探讨农村医疗卫生服务提供的议题中及在后来进行的市场经济体制改革和医疗卫生体制改革中，农村合作医疗的重要性、科学性以及现实性再次进入我国政府、学者、媒体及公民的视野，面对传统合作医疗中遇到的问题，卫生部组织专家与地方卫生机构进行了一系列的专题研究。新型农村合作医疗是在原农村合作医疗的基础上发展起来，但又不是照搬传统合作医疗而是更适合当代背景和当代农民需求的医疗保障制度。2002 年 10 月，《中共中央国务院关于进一步加强农村卫生工作的决定》明确指出：要逐步建立以大病统筹为主的新型农村合作医疗制度，到2010 年，新型农村合作医疗制度要基本覆盖农村居民。从 2003年起，中央财政对中西部地区除市区以外的参加新型合作医疗的农民每年按人均 10 元安排合作医疗补助资金，地方财政对参加新型合作医疗的农民补助每年不低于人均 10 元。农民为参加合作医疗、抵御疾病风险而履行缴费义务不能视为增加农民负担。这是我国政府历史上第一次为解决农民的基本医疗卫生问题进行大规模的政策投入。从 2003 年开始，根据多方筹资，农民自愿参加的原则，新型农村合作医疗的试点地区正在不断的增加，通过试点地区的经验总结，为将来新型农村合作医疗在全国的全面开展创造了坚实的理论与实践基础，截至 2004 年 12 月，全国共有 310 个县参加了新型农村合作医疗，有 1945 万户，6899 万农民参合，参合率达到了 72.6%，而按照"十一五"规划的要求，新型农村合作医疗到 2010 年的覆盖面达到农村的 80% 以上。

2011 年 2 月 17 日中国政府网发布了《医药卫生体制五项重点改革 2011 年度主要工作安排》，这份文件明确到 2011 年政府对新农合和城镇居民医保补助标准均由上一年每人每年 120 元提高到 200 元；城镇居民医保、新农合政策范围内住院费用支付比例力争达到 70% 左右。2012 年起，各级财政对新农合的补助标准从每人每年 200 元提高到每人每年 240 元。其中，原有 200 元部分，中央财政继续按照原有补助标准给予补助，新增 40 元部分，中央财政对西部地区补助 80%，对中部地区补助 60%，对东部地区按一定比例补助。农民个人缴费原则上提高到每人每年 60 元，有困难的地区，个人缴费部分可分 2 年到位。个人筹资水平提高后，各地要加大医疗救助工作力度，资助符合条件的困难群众参合。新生儿出生当年，随父母自动获取参合资格并享受新农合待遇，自第二年起按规定缴纳参合费用。2013 年 9 月 11 日，国家卫生和计划生育委员会下发《关于做好 2013 年新型农村合作医疗工作的通知》，自 2013 年起，各级财政对新农合的补助标准从每人每年 240 元提高到每人每年 280 元。政策范围内住院费用报销比例提高到 75% 左右，并全面推开儿童白血病、先天性心脏病、结肠癌、直肠癌等 20 个病种的重大疾病保障试点工作。2014 年 5 月 27 日据财政部网站消息，财政部、国家卫生计生委、人力资源社会保障部 4 月 25 日发布《关于提高 2014 年新型农村合作医疗和城镇居民基本医疗保险筹资标准的通知》，2014 年新型农村合作医疗和城镇居民基本医疗保险筹资方法为：各级财政对新农合和居民医保人均补助标准在 2013 年的基础上提高 40 元，达到 320 元。其中，中央财政对原有 120 元的补助标准不变，对 200 元部分按照西部地区 80% 和中部地区 60% 的比例安排补助，对东部地区各省份分别按一定比例补助。农民和城镇居民个人缴费标准在 2013 年的基础上提高 20 元，全国平均个人缴费标准达到每人每年 90 元左右，个人缴费应在参保（合）时按年度一次性缴清。

2. 乡镇卫生院与农村医疗卫生政策

对于乡镇卫生院功能的方面，政府政策对乡镇卫生院功能的界定在改革和发展的过程之中不断清晰和明确，但总体来讲这种对于乡镇卫生院功能的界定在历史沿革中前后基本一致，即主要是强调乡镇卫生院的公益性质和医疗与预防保健并重的功能。把基本医疗卫生制度作为公共产品向全民提供的基本理念是维护公共医疗卫生公益性的必然要求，是实现人民群众共同分享改革发展成果的重要途径，同时更是医疗卫生事业发展的必然规律以及本质要求。

对于乡镇卫生院的定位方面，政府政策还提出了坚持"保基本、强基层、建机制"的基本原则用于指导乡镇卫生院在整个医疗卫生服务体系中的适当地位、发展方式和发展意义。其中，所谓"保基本"就是将提高全民健康水平作为政策目标，努力保障广大人民群众的基本医疗卫生服务需求；所谓"强基层"就是要不断增强基层医疗卫生服务机构的服务能力，继续健全加强基本医疗卫生服务网络的建设；所谓"建机制"就是要建立起一个既能够体现公益性、又能够增强服务能力，同时还可以提高服务效率的医疗卫生体制。在推进医药卫生体制改革的过程中，硬件是基础，软件是根本，"硬件"主要是指政府需要加大财政投入，加强医疗卫生服务机构的基础设施建设；而"软件"则主要是指需要理顺医疗卫生的管理体制，完善医疗卫生事业的运行机制，优化居民的就医环境。总之，必须同时做好基础设施建设和人才队伍建设两方面的工作，促进医疗卫生事业的良性和协调发展，切实地给广大群众带来福祉。

学术界现有关乡镇卫生院功能和地位的研究多直接引用政府政策的界定，尽管部分学者也提出了对乡镇卫生院功能的个人界定，但也基本都在界定中将基本医疗服务以及基本公共卫生服务的提供作为乡镇卫生院提供医疗卫生服务的核心功能，并在此基础上对乡镇卫生院服务功能提出了更加明细和精准的界定。徐凌忠将医疗、预防保健、管理监督执法以及计划统计四方面定为乡镇卫生院的主要功能。[①] 王禄生提出了对乡镇卫生院进行功能定位的主要原则：一是基本服务原则、二是综合服务原则、三是确保重点原则、四是医疗弹性原则，将基本公共卫生服务、基本医疗服务以及公共卫生管理服务作为乡镇卫生院的三大基本功能，并在此三大功能的基础开展相关的基本服务项目。[②] 还有一些学者参考城市社区卫生服务来定义乡镇卫生院的服务功能，马玉琴

[①] 徐凌忠，邸媛媛，王斌，等. 农村乡镇卫生院功能定位及调整政策研究 [J]. 中国卫生事业管理，2003，19 (9)：104-106.

[②] 王禄生. 乡镇卫生院的机构设置与功能定位 (2) [J]. 中国卫生资源，2008，11 (3)：103-105.

等结合"城乡一体化"背景、乡镇卫生院的资源基础以及农村居民的医疗卫生服务需求，认为乡镇卫生院应当包括医疗服务、疾病预防、康复服务、妇幼保健以及卫生信息管理五大功能，服务提供应采用适宜技术，以妇女、儿童等弱势群体为主要服务对象。①

（二）新医改下农村医疗卫生服务现状及问题

1. "新农合"政策执行现状

新型农村合作医疗政策是政府吸收原有的合作医疗经验、结合现实国情而出台的旨在改善农民医疗环境保障农民医疗享受公平性的惠民措施，是我国社会医疗保险政策的有机组成部分。2003 年新农合政策执行以来，新农合参合人数从试点初期的 0.8 亿增长到 8.12 亿，参合率达 98% 以上；人均筹资水平由最初的 30 元提高到 2012 年的 300 元，从新农合政策中受益的农民至 2011 年已达 13.15 亿人次，新农合政策内住院报销比例至 2012 年达到 75% 左右。但是，新农合的政策执行效果与制度设计初衷仍有较大差距，如果不能理性客观看待其实际效用，就会过高估计新农合制度的优越性。②

其一，"新农合"的公平性存在争议。宁满秀、潘丹（2011）

---

① 马玉琴，孙金海，李婷，等. "城乡一体化"模式下乡镇卫生院的功能定位与思考 [J]. 中国初级卫生保健，2008, 22 (1)：7 - 9.
② 林闽钢. 我国农村合作医疗制度治理结构的转型 [J]. 农业经济问题，2006 (5)：22 - 28.

用 CHNS 数据研究发现虽然新农合对于提高农民医疗服务利用、改善农民医疗服务利用不平等有积极的作用，但是在参合农民中仍然表现为亲富人的不平等，同等情况下收入越高的人利用的医疗服务更多，尤其是住院服务方面，新农合存在"穷人补贴富人"的收入分配效应，新农合"低保费、高共付率"、严格的起付线、封顶线和报销比例，导致低收入农民需要自己支付大部分的住院费用，可能造成富裕人群过多利用医疗服务而贫困人群利用不足。[①] 封进、刘芳（2012）用 CHNS 数据研究了新农合对2004~2006 年医疗服务利用不平等改善的贡献，发现新农合在2004 年表现为有利于富人的医疗服务利用，但这一作用在 2006年有所下降，说明新农合确实在一定程度上改善了农村医疗服务利用不平等，但是新农合对于在较高层级医疗机构就诊不平等的改善并不明显。[②] 叶春辉等（2008）认为，由于高收入者会比低收入者利用更多的医疗卫生资源，因此新农合会导致富人受益超过穷人，出现穷人补贴富人的情况，并且穷人的健康状况通常比富人差，客观上更需要医疗服务，却比富人医疗负担更高。[③]

其二，"新农合"的保障水平偏低。张建平、王国军（2006）认为"新农合"以大病统筹兼顾小病理赔为目标，有限的政府

---

① 宁满秀，潘丹. 新型农村合作医疗对农户医疗服务利用平等性影响的实证研究——基于 CHNS 的数据分析 [J]. 东南学术，2011（2）：64-71.

② 封进，刘芳. 新农合对改善医疗服务利用不平等的影响——基于 2004 年和2006 年的调查数据 [J]. 中国卫生政策研究，2012，05（3）：45-51.

③ 叶春辉，封进，王晓润. 收入、受教育水平和医疗消费：基于农户微观数据的分析 [J]. 中国农村经济，2008（8）：16-24.

投入及较低的农民收入和迅速增长的医疗需求之间存在较大的差距，少量的农民缴费和昂贵的医疗费用及较高的发病率使"保大病"的目标在很多地方实际上难以实现。① 胡桂平，孟枫平（2011）认为，住院费用的持续高涨使得目前的报销封顶线设定往往赶不上医疗费用的上涨速度，直接导致新农合制度缺乏有效缓解农民看病问题的显著作用，而且不同地区存在着较大的待遇差距，尽管这是由不同地区的经济发展水平和财力决定的，但从新农合的构建而言，容易导致地区间差距不断扩大，产生新的不公平。② 封进、李珍珍（2009）采用 CHNS 数据估计了农民的医疗需求函数，模拟了新农合各种补偿模式的效果，发现仅补偿住院费用对减轻医疗负担（自付医疗费用占家庭人均收入的比重）和灾难性医疗支出的作用十分有限，将补偿范围扩大到门诊费用才能有效地抵御健康风险。③ 另外，何佳馨（2012）认为，与我国其他两大类基本医疗保险即城镇职工基本医疗保险和城镇居民基本医疗保险相比，"新农合"的医疗保障力度还比较小。④

其三，"新农合"制度运行中诱发的道德风险。朱朝霞（2009）认为新型农村合作医疗本质上属于社会医疗保险的初级

---

① 张建平，王国军. 新型农村合作医疗：模式创新与谨防踏入的误区 [J]. 农业经济问题，2006（4）：39-42.

② 胡桂平，孟枫平. 新型农村合作医疗制度补偿机制的社会评价分析及建议 [J]. 安徽农业大学学报：社会科学版，2011，20（2）：12-14.

③ 封进，李珍珍. 中国农村医疗保障制度的补偿模式研究 [J]. 经济研究，2009（4）：103-115.

④ 何佳馨. "新农合"的实施、问题及其制度完善 [J]. 河南财经政法大学学报，2012，27（3）：102-109.

形式，尽管在一定程度上消除了逆向选择，但是由于新型农村合作医疗管理机构、定点医疗机构和参合农民之间存在着严重的信息不对称，同样会导致道德风险发生。[①] 李中义、刘淑贤（2010）认为新型农村合作医疗的道德风险主要表现在参合农民对医疗资源的过度消费和定点医疗机构的诱导需求行为，新农合中道德风险产生的原因在于参合农民的理性经济人特性和定点医疗机构的医疗服务特殊性。[②] 封进等（2010）利用 CHNS 数据考察了新农合对县村两级医疗机构价格的影响，发现新农合实施后，县医院的垄断地位和盈利性目标促使医疗费用上涨，且费用上涨幅度与新农合报销比例基本一致，结果是政府通过补贴新农合减轻农户医疗费用负担的目标没有实现，反而最终补贴了供方的垄断利润。[③] 同时，张志勇（2008）认为，以大病为主的保障方式容易诱发"小病大治"的道德风险，在西部地区很多试点县就出现了不少本可以不住院的病人"免费"住院治疗的现象，必须引起我们对制度目标设计的反思。[④]

其四，"新农合"制度的管理责任以及体制问题。柴志凯、孙淑云（2004）认为，虽然新农合因其"自愿参与"的原则并

---

① 朱朝霞. 新型农村合作医疗本质属性、运行矛盾及政策选择 [J]. 湖北社会科学，2009（4）：53 – 56.

② 李中义，刘淑贤. 新型农村合作医疗中的道德风险分析及控制 [J]. 经济经纬，2010（5）：62 – 66.

③ 封进. 新型农村养老保险制度：政策设计与实施效果 [J]. 世界经济情况，2010（8）：14 – 19.

④ 张志勇. 建立多层次医疗保障体系的实践与思考 [J]. 中国医疗保险，2008（2）：30 – 31.

不属于典型的社会保险，但仍然属于社会保险的范畴，然而其"自愿参与"的原则，政府同样应当在新农合体系中占据绝对的主导地位，不但要提供持续稳定的资金支持，还要通过立法，加强其法制建设，推动其制度改革进程。① 王根贤（2006）总结出了我国新农合工作难以顺利开展的两大因素，一是组织管理机构缺乏效率，二是缺乏稳定持续的资金保障，这两个问题的存在，导致我国新农合难以可持续的发展。② 林闽钢（2006）认为，政府既是新农合政策的制定者和监督者，同时又是执行主体之一；农民不仅是缴费主体和受益主体，也是监督和执行主体之一，然而在现实中，政府不仅管规划、管融资还直接管操作、做监督，农民的作用则逐渐演变为单纯的交费者，这是与中央新型农村合作医疗"公民合办"的治理结构初衷相违背的。③ 谷彦芳、宋凤轩（2008）的观点则侧重于政府职能的转变，认为政府不仅应当加大转移性支付，也应当注重服务水平的提高，真正实现由"经济建设型政府"向"公共服务型政府"的转变。④

2. 乡镇卫生院发展及其服务现状

乡镇卫生院作为我国公共卫生服务体系的网底，承担着为广

---

① 孙淑云，柴志凯. 新型合作医疗立法初探 [J]. 中国农村卫生事业管理，2004，24（4）：10 – 13.
② 王根贤. 新型农村合作医疗组织有效运作的前提 [J]. 地方财政研究，2006（7）：19 – 22.
③ 林闽钢. 我国农村合作医疗制度治理结构的转型 [J]. 农业经济问题，2006（5）：22 – 28.
④ 谷彦芳，宋凤轩. 建立可持续发展的新农合制度的政策建议 [J]. 中国卫生事业管理，2008，25（3）：188 – 190.

大农村居民提供基本医疗服务和公共卫生服务的职能，其提供医疗卫生服务的质量对保障和改善农村居民的健康状况具有重要的作用。因此，除了对乡镇卫生院的服务功能以及服务地位进行概念的界定以及观念性的探讨，还有很多学者对乡镇卫生院的服务提供的质量进行了实证研究，这些研究多围绕乡镇卫生院的某一部分服务功能的开展情况或者工作任务进行展开。①

陈美琴对景宁县的医疗卫生服务现状进行分析后认为虽然各乡镇卫生院亏损状态已经初步扭转，但农村医疗卫生服务机构管理水平仍然较低，自身营运能力差，资源利用率不高。② 李燕凌对农村医疗卫生资源利用绩效进行了实证分析，证明了尽管农村医疗卫生政策在一定程度上有利于改善农村医疗卫生服务机构的利用，然而基层医疗卫生服务机构的落后削弱了农村医疗卫生政策的功能。③ 赵卫华认为，尽管乡镇卫生院被认为是合作医疗最大的受益者之一，但由于乡镇卫生院服务质量不高，即使价格低廉对农民的吸引力仍然不大。④ Thitiwan Sricharoen 认为，随着基层医疗卫生服务的不断迅速推进，医疗制度覆盖面在较短的时间内得到了快速扩充，但基层却缺乏充分的时间建立起有效的医疗

① 袁璟. 新医改环境下乡镇卫生院的发展——筹资、人力资源和服务功能研究 [D]. 山东大学，2012. 39

② 陈美琴，谢红莉. 景宁畲族自治县农村卫生服务分析与探索 [J]. 中国卫生经济，2009，28（9）：60-62.

③ 李燕凌，李立清. 新型农村合作医疗卫生资源利用绩效研究——基于倾向得分匹配法（PSM）的实证分析 [J]. 农业经济问题，2009（10）：51-58.

④ 赵卫华. 地位与健康：农民的健康风险、医疗保障及医疗服务可及性 [M]. 北京：社会科学文献出版社，2012.

队伍，将会制约制度的有效实施。①

　　影响乡镇卫生院医疗卫生服务提供的主要因素包括资金投入、人员的数量和质量、设施设备、考核和管理等方面。首先，经济因素对乡镇卫生院功能发挥有重要影响，通过对不同经济水平地区乡镇卫生院公共卫生服务项目的开展情况进行比较，可以得出富裕地区卫生院开展公共卫生服务的情况相对较好。此外，地区的经济发展水平会影响乡镇卫生院获得政府补助和业务收入的多少，富裕地区乡镇卫生院可投入公共卫生服务的资金相比来说更多；其次，卫生人力资源是影响乡镇卫生院功能的关键因素，在乡镇卫生院自评的未开展服务功能的原因中，人员数量不足、人员能力不够是首要的因素，在人员的配置上，与承担的工作量相比，人员数量特别是公共卫生人员的数量不足，工作量负荷大，在人员能力上，王光荣等的研究发现，乡镇卫生院知识素质好的医生门诊工作量也相应较大，但乡镇卫生院卫生人员的整体素质水平较低。再次，设施设备是影响乡镇卫生院的另一要素。手术室、产房等硬件条件较差，缺少化验检查的必要设备是部分服务功能未开展的主要原因。近年来乡镇卫生院的设施设备得到一定程度的改善，《中共中央国务院关于进一步加强农村卫生工作的决定》明确到 2010 年，基本完成县级医院、预防保健机构和乡（镇）卫生院房屋设备的改造和建设任务，已有的卫

---

① Sricharoen, Buchenrieder N S G. Health insurance in Rural Northern Thailand What is available What would be desirable [J]. Proceedings of the German Development Economics Conference, Zurich 2008, 2008.

生院以改造为主，保证开展公共卫生和基本医疗服务所需的基础设施和条件，但一些偏远贫困地区的乡镇卫生院仍存在危房，缺乏基本的医疗设备。

3. 农村医疗卫生服务提供不足

医疗卫生服务机构是患者和政府及其职能部门之间的中介。一方面，政府及其医保部门会确定具有社保医疗资格的医疗卫生服务机构作为定点机构供患者进行就医选择，并根据医疗卫生服务机构收取的费用按比例报销，另一方面医疗卫生服务机构为患者提供医疗卫生服务，收取医疗卫生服务费用，患者在获取医疗卫生服务之后前往政府及医保机构进行报销，在这个过程中，医疗卫生服务机构是患者和政府及医保机构行为的承载体，并使后两者之间建立起联系。因此，医疗卫生服务机构作为医疗卫生服务、医疗费用的发生地，是就医过程的表现场所，其提供医疗卫生服务的行为对于政府及其医保部门供给医疗卫生服务的目标和患者利用医疗卫生服务的行为具有重要意义。

由于医疗卫生服务机构的重要性，基层"新医改"政策试图通过政策的出台和执行得以进一步规范、改进乡镇卫生院的医疗卫生服务行为，提高其医疗卫生服务质量，从而改善农民的就医环境，引导农民的就医行为和就医选择。在理论及政策导向上，乡镇卫生院在县和乡村两级卫生系统中起着承上启下的作用，是农村医疗卫生服务的主要提供者，就农村合作医疗补偿政策的导向来看，政策也倾向于引导农村居民的就医行为使其优先考虑乡镇卫生院在乡镇卫生院看病报销比例高，在更高级别的医院则报销比例低。然而，从实际就医选择来看，农民大病主要依赖县级医院，小病主要依赖村级医疗卫生服务机构，乡镇卫生院地位尴尬；从服务提供来看，县医院医疗卫生服务紧张，乡镇卫生院业务不足，村级医疗卫生服务机构治疗效果又十分有限。由此，乡镇卫生院一方面因为政府财政投入和医疗补偿政策的倾斜性获得了医疗卫生服务市场中的某种垄断地位，获得了一定发展机会，另一方面又因其服务能力和质量的问题以及公共财政投入不足夹在居民和政府之间、公益性和营利性之间而角色尴尬。

因此，尽管政府在基层医疗卫生机构设置上通过政策和财政予以极大重视，力图将基层社区乡镇医院、诊所、卫生站打造成非营利性单位和"公共品"，然而这种表面上公益性的回归实际上并没有完全满足农民的医疗卫生服务需求，农村医疗卫生服务提供仍然存在问题，农村医疗卫生政策没有真正实现其目标。

三、时空、结构及行为——本书研究视角

社会学研究强调"场景"（context）的重要性，但场景依然是一个模糊的概念。几个人坐在一起聊天的环境可以称为场景，国家的政策环境也可称为场景，那么，究竟是什么样的场景决定人的行动呢？把它定义得过于宏观或微观都是不合适的。日常生活的环境可以分为两个层次，一个是"不可及环境"，另一个为"可及环境"。不可及环境指超出个人的操作范围的场景，如法

律、国家的政策、社会形势"等。可及环境是指行动者能直接参与、成为其中一部分的场景。可及环境又有两个层次,一是即刻的,完全以在场形式表现的具体场景,如说话办事在办公室和在家里不一样,算是即刻环境的作用。另一个不是以完全在场的形式表现的,而贯穿于个人基础的日常生活,我们所说的"人际关系"的环境是这种场景的典塑体现。① 农村医疗卫生政策参与主体在"新医改"背景下以"农村"社区为空间进行活动,因此,研究农村医疗卫生政策参与主体的行为,既要了解行为的"场景",又要具体指向"时空"与"结构"。

(一) 时空性与农村医疗卫生政策参与主体

无论是对于宏观的制度政策来说,还是对于个体的行为来说,"时空"都是一种无所不在的前提条件。一方面,任何制度政策的出台其背后都有一定的历史背景,由当时的社会政治经济条件来决定,任何制度政策的执行都需要具体落实到较小的空间单位,依托于一定的空间发挥其作用;另一方面,每一个个体,不管其个人的生命历程,还是其恰逢的那一阶段的历史进程,都影响着其个人的行为选择,而其出生及流动的具体场所则实际决定着历史进程的下沉状况并由此决定着其个人的命运。在社会学对"时空"的分析中,吉登斯系统性地将时空概念引入社会学视野中,把时空看作社会现实的建构性因素,独创性地发展出了

_____

① 项飚. 跨越边界的社区 [M]. 北京:生活·读书·新知三联书店, 2000.

结构化理论。吉登斯认为，时间地理学的"时空"观点具有四个方面的缺陷：有关行动者的观念过于肤浅；忽视筹划本身的性质和起源，从而导致分析偏向于行动与结构；过于关注身体在时空中运动的制约性质；时空探讨中的权力理论不充分，而是将权力看作是一种对行动施加限制的根源。① 通过对既有理论研究的批判与反思，吉登斯提出了自己的时空观。

就时间而言，吉登斯将时间划分为三种基本形式：一是以可逆时间表达的日常生活时段。在此，吉登斯特意将日常生活时段与日常生活做了区分。首先，日常生活时段是指由日常的重复而形成的社会活动的统一规定，即具有结构性，而日常生活则描述的是人们对待生活的一种自然态度。其次，就是日常生活时段与个体生命相交的时间。持续的生命不可逆转，而时间本身就有定量，这也是人们为什么会认为时间具有顺序和方向的原因。再次，就是制度时段。制度时段是行动者的个体寿命期限与日常生活时间段相交之和，具有某种特定性。实际上，吉登斯论述的时间性具有三个维度：第一就是行为完成的限制性；第二作为个体生命的有限性；第三就是单个行为在时空片段中重复形成的例行性。② 吉登斯对时间进行的三种理想类型区分是建立在从微观到宏观的时间描述方式基础上的，日常生活时间段所塑造出的结构性惯常行为是行动者预先行动的前提，在这种习惯认同的意识前

---

① 夏玉珍，姜利标. 社会学中的时空概念与类型范畴——评吉登斯的时空概念与类型 [J]. 黑龙江社会科学，2010 (3)：129–132.

② 向德平，等. 吉登斯时空观的现代意义 [J]. 哲学动态，2003，(8)：29–31.

提下，行动者进行的日常行动就会与自身的生命期限交织。从而这些个体的行动广延在整个社会中形成固定的时间丛模式，从而产生限制行为的制度时段。

同样，吉登斯也对空间进行了划分。吉登斯根据与行动者日常生活密切相关的空间性质构想出对空间的分类。首先就是"共同在场空间"，共同在场空间实际上是我们与他人进行交往的最根本的空间结构形式。但在日常生活中，往往会出现要么是空间的缺场，要么是时间的缺场。但当这种类似情况发生时，人们的交往活动并未中断反而继续维持着。由此，吉登斯引入的第二种类型的空间，即区域化。"区域化不仅指在物理空间中的具体定位，而且还涉及与各种常规化的社会实践紧密相连的时间——空间的区域分化"。在这种区域化的环境中，交往的进行可以允许人们脱离短暂的时间缺场，或空间缺场互动存在。第三种类型的空间也是人们在空间互动过程中最重要的一种形式：形体空间。日常生活中，形体空间的存在意义在于其渗透到了所有的互动形式，而形体的空间性我们可以将其定义为"在场"的感官媒介。① 从吉登斯的时空理论中，可以看出，他所关注社会理论中的时空观，其实就是一种结构与行动相互制约和生成的时空观，是一种建构主义的观点，即吉登斯所主张的是将空间理解为一种互动环境，行动者在这种环境中可以进行行动的协调和分工。

---

① 金晓红. 吉登斯结构化理论的逻辑 [M]. 武汉：华中师范大学出版社，2008.

纵观农村医疗卫生政策的变迁历史，不管是农村医疗卫生政策本身还是农村医疗卫生政策参与主体，时空性都成为不可回避的问题。讨论新医改下的农村医疗卫生政策参与主体行为，首先，需要注意这一问题的时间性概念"新医改"背景以及空间性概念"农村"。一方面，"新医改"这一国家社会事件的发生是基于当时"看病难、看病贵"社会问题的白热化、公民医疗卫生服务需求急剧上升以及国家推动城乡一体化的发展理念所共同共同决定的；另一方面，由于我国各地区发展的不平衡以及长期的城乡二元结构的影响，"农村"及"农村医疗卫生政策"从而成本需要被单独列出进行规划和部署的问题。其次，农村医疗卫生政策执行的最主要后果即农村医疗卫生服务提供本身就是一个涉及时空的问题。医疗卫生服务是一个涉及的需求和满意度的问题，是一个行为提供、行为接受以及行为互动的过程。"服务可以定义为由一系列或多或少的无形活动所组成的过程，这个过程通常通过消费者和服务人员、和/或自然资源或商品和/或服务提供者系统之间的互动来解决消费者的问题"。① 医疗卫生服务的基本组成部分包括有形要素和无形要素，有形要素如建筑物、设施、人员、患者信息，无形要素如氛围、与患者谈话的方式、安全感和信任感等，有形要素和无形要素对患者和服务提供者都很重要，同时又与患者（或外部监督机构）对服务质量的评价

① Grönroos, Christian. Service management and marketing: managing the moments of truth in service competition. Jossey - Bass, 1990.

息息相关。① 服务质量问题难以解决一个重要原因即在于它往往被嵌入（或被设计到）服务过程中，因此，对农村医疗卫生服务提供的研究不能仅仅从医疗卫生管理角度，即对开展的服务项目（是否开展了政策规定的服务项目）、服务项目的产出（如门诊人次，出院人次等）、资金或人力的投入等指标进行研究，对服务过程的关注就有特别重大的意义，而服务的发生则必然依赖于一定的时空。因此，讨论新医改下的农村医疗卫生政策参与主体行为必须考虑"时空性视角"。

（二）制度结构与农村医疗卫生政策参与主体

对人类行为进行研究不但是人类认识自身的要求，而且也是建构人类知识和社会制度的基础需求，不同的人类行为形成不同的个人选择，进而影响着社会制度的建构，影响着经济生产效率和社会发展进程。从某种意义上来说，东西方对人类行为的一些基本问题上的认识差异（如"人性"）实际上表明了对于人类行为取向的思考已影响了东西方社会发展的不同路径和产生了不同结果。因此，研究和反思人类行为对当下的中国社会制度建构与改革路径选择具有重要意义。② 当前很多学科都在对人类行为研究的基础上产生了重要的研究成果，如建立在"理性人"行为假设的基础上的经典经济学理论、建立在"有限理性人"行为

---

① 莱恩. 医疗卫生服务管理导论［M］. 北京：中国人民大学出版社，2012.
② 黄陵东. 人类行为解读：韦伯与哈贝马斯的社会行动理论［J］. 福建论坛：人文社会科学版，2003（4）：58 - 65.

则是当代管理学理论、建立在人类行为理性的基础上的公共选择理论，其他如心理学、伦理学等学科也都有自身对人类行为的各种看法与观点。社会学在解释人类行为与人类社会方面也有十分丰富的论述以及著作，涂尔干的基于自杀研究形成的"越轨行为"理论、帕森斯的关于人行为取向的"模式变项"与单元行动理论、科尔曼借用经济学理论和方法对人类行为进行解释的法人行动者理论以及社会交换理论、符号互动理论、韦伯的理解社会学理论以及哈贝马斯的交往行动理论等都对人类社会行为做了专业的社会学探讨。

在阐述行动概念时，吉登斯不仅把行动视为是持续绵延的行动流，而且还把行动本身视为是能动行为，从而将他所研究的行动与传统的行动概念相区分，并将行动称为能动，认为社会行动者作为一名社会成员的首要资格就是具有能动性。① 在其结构化理论中，吉登斯进一步探究了个人的社会行动以及其能动性与社会结构之间的关系，他反对将"宏观与微观""个人与社会""行动与结构""主观与客观"等视为彼此独立的两级存在，而是认为这些看似对立的范畴实际上是相互包含的，而不是各自分立的，认为强调"社会结构的物化观"，即将社会结构视为独立于个人行动的像"物"一样外在于个人实践，或者强调微观的个人行动、人与人间的面对面互动和个人的意义建构，将宏观现象还原为微观现象，都是一种二元对立。

---

① 乔丽英. 吉登斯结构化理论中"行动"概念的深度审视 [J]. 江西师范大学学报：哲学社会科学版, 2007, 40 (5)：111-115.

吉登斯将不断地卷入社会系统再生产过程中的规则与资源称之为结构。虽然社会结构对人的行动具有制约性，但同时社会结构也是行动得以进行的前提和中介，从而使得行动的发生成为可能；虽然行动者的行动维持结构，但又可以通过行动改变结构，因此，结构具有二重性。人们在行动时可以利用的规则和资源，其中"规则"是指行为的规范，这些规范可以为行动者提供相关的方法论与技术，行动者可以对其有策略地利用；"资源"分为权威性资源和配置性资源，行动者拥有资源能够利用就等于拥有了改变他人行为的权力，行动者也就因此具有了改变社会结构的能力。[①] 行动与结构之间这种相互依持、互为辩证的关系反映在处于时空之中的社会实践中，社会实践依赖于行动者的创造和再创造。一方面，行动者具有知识，并且其知识具有反思性和实践性，因此，行动者在行动时不仅有其行动的理由和动机，而且还可以对自己的行动及所处情境的社会和物理特性进行反思性监控；另一方面，行动者的知识又具有不完全性，故而其在行动中总会遇到的一些未被认知的行动条件。

吉登斯的结构化理论阐释启发笔者，社会政策的执行使得政策参与方产生了相应的行为取向，并形成复杂的互动关系，从而影响着农村医疗卫生服务的提供和利用，而这种行为反过来又会影响整个农村医疗卫生政策的执行情况，"结构性制约总是通过行动者的动机和理由发挥作用，它们经常以迂回分散的方式确定

---

① 孟祥远，邓智平. 如何超越二元对立？——对布迪厄与吉登斯比较性评析 [J]. 南京社会科学，2009（9）：111 – 114.

了一些条件和后果，从而影响了他人所获得的选择机会，以及他们自身从这些选择机会中想要得到的东西"。①，医疗卫生服务行为作为"真相显现时刻"，最能体现政策制度对行为的规制及目标群体的对这种规制的行为反应。因此，本书将制度分析与行为分析相结合，既可以考察农村医疗卫生政策对目标群体行为的规制，又可以考察目标群体的行为反过来对农村医疗卫生政策和制度的影响，从而进一步增强政策的导向性，改善农村医疗卫生服务提供的质量。

四、"席"——一个基于具象概念的写作结构

（一）"席"——基于农村医疗卫生政策参与主体的具象概念

"席"，本义是"供坐卧铺垫的用具"。天子诸侯的席有刺绣镶边，故从"巾"，席用来招待广大宾客，故从"庶"，据《说文》记载，"席，藉也。礼天子诸侯席有黼绣纯饰"。"坐卧铺垫用具，由竹篾、苇篾或草编织成的平片状物"，"座位、席位（席而无上下，则乱于席次矣《孔子家语》）""酒筵""职位（饮酒酣，武安起为寿，坐皆避席优《史记·魏其武安侯列传》）""职位（常恐诸子侈席势凌人《旧唐书·房乔传》）都属

---

① 安东尼·吉登斯. 社会的构成：结构化理论纲要［M］. 李康，李猛，译. 北京：中国人民大学出版社，1998：55.

于"席"字常见的含义。首先，从词源上讲，"席"字从"天子诸侯"，即古代决策机制，当今时代农村医疗卫生政策由中央政府这一最高级别的行政机构制定和出台，以"席"这一具象概念比拟农村医疗卫生政策在这一意义上具有适用性。其次，农村医疗卫生政策包括政府、医疗卫生机构、患者多方参与主体，可以说，对于农村医疗卫生政策而言，每一个参与主体都处于一个不同的位置，即成为"列席"者，并且依据各自的位置做出相应的行为取向，因此"席"字的"座位、席位"这一意义适用于比拟农村医疗卫生政策的参与主体。借助于"席"这一具象概念，笔者尝试阐述本书的研究目的、研究框架以及具体的写作框架。

（二）研究目的、研究框架

传统观点认为，只要政策执行好，并严格按照程序予以执行，政策执行就是一个平滑的过程，就会必然实现政策目标，然而在实际中，影响政策执行效果的有多个变量因素。农村医疗卫生政策目标之所以无法充分实现是因为农村医疗卫生政策参与主体（乡镇卫生院、当地基层政府医保部门及其参保居民）各自的目标取向并不是总和政策目标相一致，而是出于自身的利益并利用自身的优势资源实现自身目标，并在实现自身目标的过程中影响了政策目标的实现。

因此，本书以新医改为研究背景，选择具体的乡镇卫生院进行实证调研，以乡镇卫生院为研究起点，研究农村医疗卫生政策对政策参与主体行为的影响以及政策参与主体对政策的回应性行为，从而在此基础上探讨基层乡村医疗卫生服务提供的现状、不足以及成因。第一，从理论上梳理新医改中与乡镇卫生院发展相关的具体政策，界定乡镇卫生院的医疗卫生服务功能和相应的提供行为。第二，选择山东省 H 市 J 县 T 镇卫生院，研究新医改后乡镇卫生院的发展情况和医疗卫生服务提供情况。第三，分析乡镇卫生院的医疗卫生服务提供行为、政府及相关部门的行为、农村患者的就医行为，以及这三方的行为目标和行为方式如何与农村医疗卫生政策的宏观目标发生偏离，并对农村医疗卫生服务提供的影响以及对农村医疗卫生政策执行产生影响。第四，在分析乡镇卫生院、基层政府及相关部门以及参保居民在新医改政策规制下各自行为的基础上，对三者之间围绕利益进行的行为互动以及这种互动对医疗卫生服务提供和医疗卫生政策执行的影响进行分析。第五，分析新医改规制、调整政策参与主体行为选择的方式，并为如何从整体上加强政策的导向性提出建议，从而由此论证以下几方面内容：农村医疗卫生政策的出台和执行对政策参与主体的行为产生了影响，农村医疗卫生政策一方面成为政策参与主体可以利用的资源之一。另一方面也规制了政策参与主体的行为；农村医疗卫生政策参与主体出于自身的利益取向做出行为反作用农村医疗卫生政策，这些行为的目标与政策目标存在一定程度的偏离，从而影响了农村医疗卫生政策的执行效果；农村医疗卫生服务的提供并不单纯取决于提供者即乡镇卫生院的行为，而是同时受到另外两个参与主体即政府和农村患者行为的影响，三方的互动共同影响了农村医疗卫生服务的提供。因此，农村医疗卫生政策参与主体的行为目标和政策的宏观目标之间存在差异，是农村医疗卫生政策的政策目标没有得到充分实现的原因，要进一步实现政策目标，政策在制定和执行过程中需要加强对政策参与主体行为的引导。

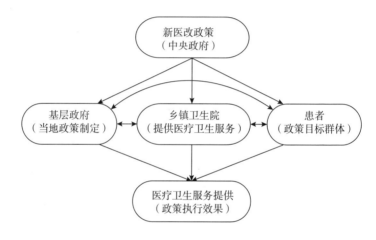

图 1－1　研究框架

根据本书的研究视角、研究目的以及研究框架，本书基本写作框架如下：

第一章：从"缺席"到"出席"——新医改下农村医疗卫生政策的出台与执行。涉及本书的研究背景、研究目的、研究意义、研究对象、研究方法、研究视角以及当前医疗卫生服务的研究文献的综述等。

第二章：列席者——农村医疗卫生政策及其参与主体。梳理农村医疗卫生政策，界定厘清文中所涉及的相关概念，在理论上分析医疗卫生政策的制定者（政府及其相关部门）、医疗卫生政策的执行者（乡镇卫生院）、医疗卫生政策的目标群体（患者）三者的行为目标和行为取向。

第三章：列席空间——新医改背景下的乡镇卫生院。通过实地调研，具体阐述新医改背景下乡镇卫生院的整体发展运营状况、医疗卫生服务提供情况、运营中存在的问题。

第四章：列席行为之乡镇卫生院的医疗卫生服务行为策略。分析乡镇卫生院及其工作人员在面对政策规制时以及卫生院的实际运作情况时所采取的行为取向和行为方式。

第五章：列席行为之政府及相关部门的行为。分析基层政府及医保部门在政策执行过程中的行为目的和行为方式，以及这种行为目的和行为方式对农村医疗卫生服务提供产生的影响。

第六章：列席行为之参保居民的行为策略。分析政策目标群体即农村患者在政策规制下的行为目的和行为方式，以及这种行为目的和行为方式对农村医疗卫生服务产生的影响。

第七章：席间交错——政府、医院以及参保居民的行为互动。分析政府及其医保部门、基层医疗卫生服务机构以及参保居民基于自身利益和优势资源在农村医疗卫生政策执行过程的行为互动，以及这种互动对农村医疗卫生服务提供的影响。

第八章：改席——引导农村医疗卫生政策参与主体的行为。在分析政策参与方对政策的策略和回应性行为的基础上，围绕改进政策的引导性提出相关的政策建议。

（三）研究对象及研究方法

本书借鉴吉登斯的结构化理论，试图将制度规则的客观制约性和个体的主观能动性相结合，将对制度参与者行为的微观研究与宏观制度分析相结合，探讨新医改下的乡镇卫生院的医疗卫生服务提供行为，选取山东省 H 市 J 县 T 镇卫生院为研究对象，是一项基于实地调研的实证研究。实地研究可以给研究者提供系统的观点，适合用于分析个体所处的位置，以及在这种位置上所表现出的行为。[①] 无论是国外的当代中国研究还是本土化的当代中国研究，学者们大多倾向于采用田野调查这一实证性研究方法，对当代中国特别是当代中国农村进行了详尽的实地考察和资料搜集。[②] 本研究利用实地调查来实现，笔者利用了较长一段时间在 J 县 T 镇卫生院进行实地调查，首先是在 2013 年通过浏览当地政府网站、当地网络论坛、借阅当地地方志等方式进行了初步的信息资料搜集工作，并于 2014 年 6 月至 9 月、2014 年 12 月至 2015 年 1 月在 T 镇进行了正式的实地研究。

1. 调查地点的确定

实地研究观察研究对象的一切情况，从这个意义上讲它并不是进行抽样；但事实上由于研究者又不可能观察到一切现象，因

---

① 风笑天，田凯. 近十年我国社会学实地研究评析 [J]. 社会学研究，1998 (2)：106 – 112.

② 郑欣. 田野调查与现场进入——当代中国研究实证方法探讨 [J]. 南京大学学报：哲学·人文科学·社会科学，2003，40 (3)：52 – 61.

此从这个意义上来说，他所观察到的部分事实上又是从所有可能的观察中所抽出的一个样本，这个样本尽管不是事先设计好的，但仍然应当服从具有代表性这一原则。① T 镇位于山东西南地区，是比较典型的中国中部农村，山东省在全国来说属于经济较为发达省份，但 T 镇及其所属的西南地区则经济欠发达，选择 T 镇考察农村医疗卫生服务，既可以考察农村医疗卫生政策制定和执行中的普遍性问题，又可以考察由于特殊的地域原因而产生的执行问题。在当代的中国研究中，比较常见的进入研究现场的方式主要包括通过海外访谈、获得官方支持、利用便利选择家乡、运用私人网络优势以及匿名曲线闯入等。② 笔者具有较多可以利用的个人条件来进入 T 镇进行实地调查：首先，T 镇所属的 J 县是笔者的家乡，因此对 T 镇的地理环境风俗习惯等熟悉程度具有天然的优势。其次，笔者的父母以及少年时代的部分同学朋友如今在 J 县及下属各乡镇的不同部门工作，可以利用他们的社会网络更加便利地进入现场；再次，笔者曾在某乡镇有过 2 年基层工作经历，对如何与基层农村的各方人员打交道具有一定的个人经验可以加以利用。

2. 资料搜集方法

首先，根据本研究的研究目的对访谈对象进行了深度访谈。在如何确定访谈对象的方法上，本研究采取的是目的性抽样，访

---

① 艾尔·巴比. 社会研究方法：第八版 [M]. 北京：华夏出版社，2000：352.

② 郑欣. 田野调查与现场进入——当代中国研究实证方法探讨 [J]. 南京大学学报：哲学·人文科学·社会科学，2003，40（3）：52–61.

谈对象的年龄、性别、职业、家庭背景等对于抽样具有重要意义，是抽样时应当着重进行考虑的因素，在定性研究中有很多抽样方法可供选择，其中一般常用的是目的性抽样，即抽取能够为研究问题提供最大信息量的人、地点以及时间。① 与随机抽样不同，在目的抽样中，决定样本大小的标准并不是统计学意义上的大小，而是它所提供的信息量多少，Strauss 和 Corbin 提出，是否可以结束实地访谈的重要标准应该以样本是否已经达到"理论饱和"来衡量，当样本没有新的或相关范畴出现时与范畴相关的因素已经得到解释时，并且范畴之间已经建立起来联系并得到证实时，即称之为理论饱和。② 就本书所要研究的问题来说，虽然仍有很多经验范畴等待探索，因为经验永远不会饱和，但就要用于分析的范畴来说，做完一定数量的访谈之后发现已有的核心议题开始不断被后来的叙述者所重复，由此说明样本量已经具有了理论饱和的意义。因此，本研究在选取访谈对象时既考虑到能提供最大信息量的人，又兼顾访谈对象的代表性，根据研究的主题和目的，最终确定并落实的访谈对象包括县卫生局局长、县人社局科长、T 镇卫生院院长、医生、药房人员、护理人员、村卫生室工作人员、部分乡镇卫生院患者等，分别用以代表政策制定方（政府及其医保部门）、政策执行方（乡镇卫生院）、以及政策目

① 陈向明. 社会科学中的定性研究方法 [J]. 中国社会科学，1996（6）：93-102.
② 马凤芝. 转型期社会福利的内卷化及其制度意义：城市下岗失业贫困妇女求助和受助经验的叙述分析 [M]. 北京：北京大学出版社，2010：43.

标群体（参保居民及患者）。

在进行访谈时，如何确定访谈时间和访谈地点主要以被访谈者的方便为主要原则。尽可能准确地去了解被访谈对象是否有空闲时间可以进行访谈，然后向其进行预约，是进行深度访谈所必须的前期准备。由于本研究的被访谈对象有一部分是行政机构的工作人员，通常有既定的工作安排，进出行政单位也有一定的限制和规定，因此何时可以进行访谈通常是一个充满了等待和协调的过程。访谈地点一般在被访谈人员的办公室，在路上共同的乘车过程中，笔者也利用时机就相关问题进行了访谈，此外在笔者因故不在现场时，也使用电话、电子邮件等方式进行了相关访谈并与接受访谈的一些关键人物保持了联系。还有一部分访谈对象，即农村患者部分的访谈对象，由于其大多来自在乡镇卫生院扎根期间遇到的患者，对这些患者的访谈时间较为随机和不确定，基本在乡镇卫生院进行，也有若干访谈得以有机会在患者家里进行。

访谈的方式主要采取无结构式访谈的形式。无结构式访谈（Unstandardized Interviews）是一种半控制或无控制的访谈，与结构式访谈相比，它事先并不预定问卷、表格以及提出问题的标准程式，只给访谈者一个题目，由访谈者与被访谈者就这个题目进行自由交谈，被访谈者可以随便地就自己对于问题的意见和感受，而不需要去顾及访谈者的需要，访谈者尽管事先有一个粗略的问题大纲或几个访谈要点，但所提问题是在访问过程中边交谈边形成，并且可以随时提出的新的，在这种类型的访问中，无论是所提问题本身和提问的方式、顺序，还是被访谈者的回答方式、交谈的外在环境等，都不是统一的。最初笔者根据事先搜集的文献信息、研究需要以及自己的假设和判读初步制定了访谈提纲，但是实际访谈过程中，被访谈对象的谈话不但包含了一些笔者原本访谈提纲所列举的内容，并且还有很多其他笔者缺乏考虑但又有用的信息，因此访谈逐渐演变成无结构访谈。

其次，根据本研究的目的，笔者对访谈对象进行了观察。一方面，在条件允许的情况下笔者做了一些参与式观察。在参与式观察中，观察者通过和被观察者在一起生活和工作，能够有机会在密切的相互接触中去观察被观察者的言行，这样就可以使得研究具有一个比较自然的情境，研究者也可以进一步深入被研究者的文化内部中，更深刻地了解他们行为的意义和目的。2014 年 7 月份，恰逢县卫生局对乡镇卫生院公共卫生服务情况的季度考核，在经过协调和请求后，在县卫生局领导的同意下，笔者跟随考核人员参与了此次考核，从而有机会参与观察县卫生局与乡镇卫生院在考核中互动。另一方面，为了解患者对乡镇卫生院医疗卫生服务提供的满意度，除了深度访谈之外，笔者在乡镇卫生院大厅蹲点进行了非参与观察，旁观、跟随了若干患者就诊、拿药、报销等程序的全部过程，并在被观察者可以接受程度内进行了适当的拍照和录音。

3. 资料的判别和分析

Strauss 和 Corbin 认为，资料分析的方法和过程是要将研究者最为关心的研究问题以及他们所看到、体会到的资料通过再建构的过程呈现出来。[①] 在本研究对于资料的判别和分析过程中，笔者主要采取了以下步骤。第一，对访谈笔记进行整理归类，将深度访谈的现场录音资料整理写成书面文本，这是进行分析的最基础性工作。第二，对转录资料进行同辈审查（peer check），从而检验资料是否真实、完整、可信，以及是否存在漏听漏录问题。第三，仔细阅读初步整理好的文本资料，形成对研究对象和整体研究结果的初步印象，这是进行资料归纳与整理分析的重要基础。第四，在所要研究的问题的基础上对所搜集获得整理好的资料进行编码。

如何对所搜集材料进行运用与研究者的理论问题密切相关，因为理论视角、理论运用于提炼的程度都关系到材料的组织和行文，尽管材料与资料的性质成分和文本写作并无定式，但却统一于一定的理论方法。[②] 如何处理和使用个案调查的访谈资料，在"质"的研究方法中一直是令人困惑的问题，李培林总结了过去中国村落研究中存在的两种加工调查原材料的方法。第一种是费孝通先生的文本概括法，即在调查中将获得的资料进行仔细和反复的回味，然后转化成简洁而有条理的文本语言表达方式，这种语言相对于学术概念较为通俗易懂，但相对于文学语言，又较为稀释虚构性，注重对"事实"的表达，费孝通的《江村经济》

---

① 蘇中信. 以紮根理論探討台灣商管期刊中內容分析法的類型 [J]. 人文社會科學研究, 2012, 6.
② 董海军. 塘镇：乡镇社会的利益博弈与协调 [M]. 北京：社会科学文献出版社, 2008：39.

和李景汉的《定县社会概括调查》都是这种文本表达方法的代表之作。另一种文本表达法是林耀华先生的"文学概括法"，即将在调查中所收集到的原材料加工成文学小说的语言，吸收生活语言中生动而鲜活的表达方式，将零碎、芜杂的片段性原始材料加工整理为完整的故事，其代表作《金翼》即采用了这种文本表达方式。但这种文本表达方式也一直面临着"这究竟是虚构故事还是科学研究的质问"，而且，在学术研究接近于工匠手艺活和工业流水线的今天，如何进行调查、如何收集处理资料、如何分析问题，都有了"标准化"的"规矩"，因此，林耀华别出心裁的"文学概括法"一直被视为"另类"。[①] 为最近距离和最真实的感受叙述者的经验，本书采用了"自然式"的呈现方式，即争取原封不动地呈现访谈对象的叙述、研究者与叙述者的对话，力图带出原汁原味的叙述经验，只在必要时在不破坏文本原意的前提下将文本中过于重复的地方加以删除。在成文写作时，将访谈对象的语言表达放在第一位，用访谈对象的文本、语言和词汇，特别是他们所使用的隐喻来展示他们的行为取向，因为直接使用叙述者的隐喻能够最直接地切人他们的行为意识，发掘和探究深埋在隐喻中的文化和制度的含义。

---

① 李培林. 巨变：村落的终结——都市里的村庄研究 [J]. 中国社会科学，2002（1）：168 – 179.

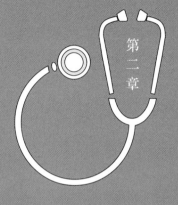

第二章

列席者——农村医疗卫生政策及其参与主体

席而无上下，则乱于席次矣

——《孔子家语》

　　过去我总认为，政府也好，个人也好，能不能办好事情，最重要的是总体决策或者说认识"正确"与否。但现在看来这并不是关键。第一，很难说是否会有一个所谓总体上的正确判断。同一个问题，从不同的角度看，必有不同的面目。第二，靠抽象思维和概念所形成的总体判断，和把问题解决好还根本是两码事。真实的问题总是由诸多再具体不过的细节构成。

——项飚《跨域边界的社区》

一、"布席"与"列席"——政策及政策参与主体

(一) 医疗卫生政策

　　医疗卫生事业的发展是保障人类生命健康权的必要条件，涉及全社会每个人的切身利益，在任何国家和地区公共卫生事业的发达程度都是整个社会发展程度的重要衡量标准，公共医疗卫生政策也因此是公共政策中重要的一环。由于各个国家和地区经济社会发展程度的不同以及政治制度意识形态的不同，当前对于医

疗卫生政策并没有一个通用的概念。布兰克和布劳承认更广泛的社会经济政策对医疗卫生的影响，将医疗卫生政策定义为"由政府提议或承担的行为方针，旨在影响卫生服务的筹资和供给"，强调政府在服务资金管理过程中的责任。① 布斯则认为，医疗卫生政策被认为是影响医疗卫生系统的一系列机构、组织、服务以及资金安排的行动（及不行动）方针的总和，将政府责任外延拓展到整个医疗卫生服务体系。对于沃尔特来说，"医疗卫生政策指涉过程和权力，它牵涉到政策制定过程中谁对谁产生了影响，以及这种影响是如何产生的"。格林和索罗古德则将医疗卫生政策分析定义为，"对医疗卫生政策所关切的问题、政策的起源、政策目标和结果的研究"。罗布·巴戈特考虑到关于"健康"和"政策概念"的争议性特征，因此更关注于医疗卫生议题的浮现、政策的形成及贯彻实施背后的政治过程，它主要涉及政府体制和政府过程，但也包括政策过程中非政府的活动，将医疗卫生服务视野从纵向追溯至政策形成机制，从横向拓展到非政府行为，丰富了医疗卫生政策研究的内涵。②

改革开放迄今为止，我国的医疗卫生政策随着政治经济社会等宏观层面的变革经历了一系列的演变，这种演变过程一方面与当时政府的工作重点和执政理念相关，另一方面也与当时我国医疗卫生服务的提供状况相关。国务院于 1994 年开始在镇江、九

---

① Blank R H, Burau V D. Comparative health policy [M]. Houndmills: Palgrave Macmillan, 2004.

② 巴戈特. 解析医疗卫生政策 [M]. 上海: 格致出版社, 2012: 27.

江启动了城镇职工社会医疗保险制度的"两江"试点工作,从此开始我国医疗卫生体制改革的序幕。此后,国务院于1998年颁布《关于建立城镇职工基本医疗保险制度的决定》,要求要在全国地区范围内开始建立覆盖全体城镇职工的社会统筹账户与个人账户相结合的基本医疗保险制度,并随后陆续出台了医药分家、药品招标采购以及医疗卫生服务机构分类管理等一系列政策。发生在2003年的SARS危机严重暴露了中国医疗卫生体系以及公共卫生体系所存在的重大缺陷,第三次国家卫生服务调查结果显示出有44.8%的城镇人口以及79.1%的农村人口基本没有任何形式的医疗卫生保障,平均每年大约有1000余万的农村人口因病致贫或因病返贫。国务院发展研究中心和世界卫生组织合作在2005年发布的研究报告中指出中国医疗卫生体制的改革"从总体上讲是不成功的",此报告被社会各界广泛解读为失败由市场化改革所致,激发起强烈的社会情绪,"看病难、看病贵"从此正式成为社会的焦点议题。国务院于2006年成立了十余个部委组成的医改协调小组,并在随后的2007年由卫生部主导制订了以政府为主导的新医改方案,该方案的发布引发了激烈争议,随后医改协调小组委托海内外研究机构独立起草方案,并于同年的5月,共8个独立医改方案接受医改协调小组及国内外专家进行评议,大部分方案仍然倾向于市场化。随后,国务院又发布《关于开展城镇居民基本医疗保险试点的指导意见》,意见要求在79个城市进行试点工作,直到2010年覆盖全国各个地区,这个意见意味着政府的新增医疗卫生支出将主要用于补贴居民医疗保险账户，而不是对公立医疗卫生服务机构增加投入，社会各界普遍认为这一决策为医改方案确定了基调：即补需方，而非补供方，医疗卫生服务的提供将走向更加市场化。[①] 2009 年 4 月，《中共中央国务院关于深化医药卫生体制改革的意见》提出了"建立健全覆盖城乡居民的基本医疗卫生制度，为群众提供安全、有效、方便、价廉的医疗卫生服务"的改革总体目标。其中此次改革的重点工作包括四个方面。首先，要完善覆盖城乡居民的基本医疗保障制度；其次，要初步建立起基本药物制度，健全城乡基层医疗卫生服务体系。再次，要普及基本公共卫生服务。最后，要进行试点公立医院改革。

（二）医疗卫生政策参与主体

并非所有的主体都受到政策的影响，并作出行为影响政策的制定和执行，因此，研究农村医疗卫生政策的制定、执行以及效果，首先需要界定农村医疗卫生政策的参与主体。经典的组织和制度理论对于"制度约束行为"或反过来"行为构建制度"都有相对成熟的研究，但是，对于制度（或政策）与行为之间如何发生作用，即发生作用的中间机制却没有得到足够重视。当关注关系的结构化及其演变过程时，这个中间机制就格外的凸显出来，也就是说在"制度与政策"与"行动者行为和策略"之间存在一个"机会结构"，实际地发挥着勾连二者的作用。可以观

---

① 南方周末：医改现回转迹象：市场主导压倒政府主导［N］. 人民网，2007－9－20.

察到，国家所提供的外部制度环境并不能直接影响和制约行动者的行为，而是通过制度和政策所营造的机会结构而对人的行为产生作用。这取决于制度和行动者相遇的两个关键条件：一是制度为参与者所提供的机会具有什么样的结构条件和参与空间；二是哪些人有可能参与到制度之中。当然，制度和政策并不能自然地提供均等机会，这还与政策利益相关者动员制度资源的能力、参与的可能性以及参与的空间有密切的关系。① 因此，在农村医疗卫生政策中，分析政策参与方的行为策略和行为互动，首先需要界定就是哪些主体参与了政策过程。

界定政策参与主体首先要明确政策主体和政策客体，因为是这两者共同反映了政策现实的社会构成及其相互关系，是在社会科学用于刻画人类的认识活动和实践活动必不可少的概念划分。政策主体通常是指直接或间接的参与政策制定、执行、评估和监控的个人、团体或组织。由于政治制度、经济发展状况以及文化传统不同，各国的政策过程存在着差别，政策主体的构成及作用方式也有所不同，以主体在政策过程中不同阶段所发挥的功能标准，公共政策主体可以分为政策制定主体、政策执行主体等。政策客体是政策所发生作用的对象，即政策所要发生作用的社会成员（人）和所要处理的社会问题（事），其中政策客体又被称为目标群体。从"事"的角度来看，政策所发生作用的对象是其所要处理的社会问题、公共问题，而从"人"的角度来看，政

---

① 折晓叶，艾云. 城乡关系演变的研究路径——一种社会学研究思路和分析框架 [J]. 社会发展研究，2014（2）：1 - 41.

策所发生作用的对象则是社会成员，这些被规范和制约的社会成员被称为目标群体。

由于公共政策过程存在着高度复杂性，公共政策的主体与客体之间存在强烈的互动。政策主体解决公共政策问题的目标和努力规定着政策客体的范围和性质；政策客体也并非消极被动的，而是对政策主体起着限制和约束作用。因此，公共政策的主体和客体在相互作用中经常存在者相互转化和相互渗透的情况，在某些情况下，公共政策的主体可以作为客体而存在，公共政策的客体也可以作为主体而存在。在农村医疗卫生政策中，相对于上级政府，县级政府是政策执行者，但相对于基层医疗卫生服务机构，它又是政策制定者；基层医疗卫生服务机构是基层医疗卫生综合改革的主要对象，可以算作是政策的目标群体，但是其又是提供医疗卫生服务的主体，是将各项"新医改"政策的规定措施应用和发挥的一方，又可视为政策执行者；农村居民是"新医改"最终的目标群体，因为任何社会政策改革都是为了增加居民的福祉，但同时"新医改"政策能否切实发挥作用，一方面需要农民的参与配合，另一方面农民的政策满意度和意见反馈同样影响着政策的进一步修改和完善，农民由此又在某种程度上成为政策制定者。因此，在本文的论述中，县级政府及其医保部门是农村医疗卫生政策的制定主体，乡镇卫生院是农村医疗卫生政策的执行主体，农村居民则是农村医疗卫生政策的目标群体，三方共同构成农村医疗卫生政策的参与主体。

（1）第一类政策参与主体：政策制定方。在基层"新医改"

中，将县级政府及其医保部门确定为政策制定方，"新医改"政策的制定是一个从中央到省级到市级再到县级的层层传递的文件制定过程，直接参与基层医疗卫生服务机构综合改革的县级政府机医保部门既是政策制定者又是政策接受者，在这种双重身份下其会表现出特有的行为方式以及利益取向。

（2）第二类政策参与主体：政策执行方。在基层"新医改"中，将乡镇卫生院确定为政策执行方。不同等级的政策执行者都有各自迫切的晋升渴望、利益偏好以及行动策略，并会因此而策略性地游走在国家和政策目标群体之间，力图经营、维持甚至再生产其精英地位，并不能想当然其一定会切实贯彻政策意图。①

（3）第三类政策参与主体：政策目标群体。在基层"新医改"中，将农村居民确定为政策的目标群体。政策社会心理学的分析路径实质上也是以目标群体为中心的分析路径，如果没有对目标群体的现实处境以及生命期盼地准确了解，忽视其所知、所感以及所行，就很难具有最优决策以及最优执行。

二、列席者的行为取向——政策参与主体的行为目标

政策参与主体与政策规制间的关系会表现在不同的方面。首

---

① 赵蜜，方文. 社会政策中的互依三角——以村民自治制度为例 [J]. 社会学研究，2013（6）：169 – 192.

先，不同的政策参与主体与政策规制间的关系是不同的，尽管参与主体都能对政策规制产生一定的影响，但影响力度是不同的，有的参与主体影响力度较大，有的参与主体则影响力度较小；尽管参与主体都要受到政策规制的影响，但其受影响的程度也不尽相同，有的参与主体所受影响较为显著，而有的参与主体则受影响并不明显。其次，政策参与主体与政策规制间的相互影响在总体上呈现出此消彼长的关系，其中对政策规制影响较大的参与主体受政策的影响就较小，而对政策规制影响较小的参与主体则受政策规制影响则较大。再次，政策规制变迁是各方参与主体行为互动的结果，尽管强势主体和弱势主体都有可能在自身利益的驱动下去影响政策规制的变迁，但由于弱势主体利益的实现在很大程度上要依赖于强势主体，而当强势主体的利益实现则较少依赖于弱势主体。①

　　"新医改"提出了"建立健全覆盖城乡居民的基本医疗卫生制度，为群众提供安全、有效、方便、价廉的医疗卫生服务"的改革总体目标。其中的重点工作和分目标则包括四个方面。首先，要完善覆盖城乡居民的基本医疗保障制度。其次，要初步建立起基本药物制度，健全城乡基层医疗卫生服务体系；再次，要普及基本公共卫生服务。最后，要进行试点公立医院改革。与此同时，在农村医疗卫生政策中，三方政策参与主体即政府及其医保部门、乡镇卫生院、参保居民，由于各自的角色、占有的资源

---

① 丁煌，柏必成. 论乡镇政府行为选择的优化——以乡镇政府和乡村制度环境的互动为视角 [J]. 政治学研究，2006（4）：77－86.

不同等，在政策规制下各自具有不同的行为目标和行为方式，这些行为目标和行为方式并非和农村医疗卫生政策的目标全都一致，并发挥着自身对于农村医疗卫生政策作用，从而使得农村医疗卫生政策的执行没有充分实现目标。

（一）列席者一——政府

1. 承担公共医疗卫生服务

主权在民，政府应当向全体国民负责，并为全体国民提供种类丰富质量优良的公共服务，以提升全体国民的福祉，这可以说是现代国家的重要方面。其中，为公民提供公共服务是政府必须履行的基本职能，执行社会职能是政府进行政治统治的基础，而且政府的政治统治只有在它执行了这种社会职能时才能够持续下去①。尤其是在现代社会文明中，政府对社会的控制能力事实上在相当程度上也是取决于政府公共产品和公共服务的供给能力及满足社会公共需要的能力，能否为社会提供充分的公共产品以及公共服务，一方面是实行有效的社会管理的基础，另一方面也是政治稳定和社会发展的基础。并且，由于医疗卫生服务的公共物品性质，医疗卫生服务的供给也就凸显出国家与政府责任重要性。因此，承担公共医疗卫生服务，满足城乡居民的基本医疗卫生服务需求是政府应然和必然的目标。

---

① 卡尔·马克思. 马克思恩格斯选集：第 3 卷 ［M］. 北京：人民出版社，1995：523.

新中国成立之后，我国公民在享有公共服务方面取得了前所未有的进步。然而，国民享受的公共服务仍然是较低水平的并且是不均衡的，其中尤为突出的一个问题就是农村公共服务的不足，长期的城乡二元结构极大限制了农村人口公平的享有国家统一提供公共服务的权利。因此，统筹城乡之间的发展，改变长期以来的城乡二元结构，缩小城乡之间的差距，推进城乡一体化的进程，从而使得城乡居民能够共同分享改革发展的成果，共同分享基本公共服务，已经成为当前的政府职能转换、在推进农村各项改革过程中受到广受关注并迫切需要解决的重要问题。① 在这个过程中，我国的现代化国家建构影响并制约着我国社会转型的进程，其重要表现就是在社会转型的不同时期，国家对乡村社会实行不同的整合策略，其中国家对农村公共服务体系与机制的不断转型的政策规定也是这种整合策略不断嬗变的表现之一。

2. 追求政府及部门利益

尽管在理论上，科层组织是非人格化的部门，其功能在于根据规章制度完成其相应职责，本身不具有倾向性，但在实际中，不同的部门在事实上形成了政府中的独立群体，拥有自身的利益、价值以及权力基础。除了作为公共利益主要承载者，政府还同时具有其自身的政府利益，这种政府利益的存在对政府的行为

---

① 项继权，罗峰，许远旺. 构建新型农村公共服务体系——湖北省乡镇事业单位改革调查与研究 [J]. 政策，2006，45（5）：2－11.

有着很大的影响，政府利益是与公共利益相对的政府组织自身的利益。对于政府利益问题，我国学术界有着不同的观点和论述，少数学者认为不存在所谓的"政府利益"，政府利益就是公共利益，认为目前存在的所谓政府自利不是政府的应有现象，而是政府发展还不够成熟的一种表现，是应当经过努力进行克服的现有现象。① 但更多的学者则已经承认了政府利益的存在，认为政府在一定程度上也具有"经济人"的特质，并且相应地具有其自己的利益追求，坦白且客观地承认政府的合法权益反而比追求法外权益更为符合当今的实际状况，也更加有利于社会主义初级阶段的各项社会政治、经济、文化等事业清晰而权责分明的发展。因此，政府具有承担公共利益和自身利益的双重角色，这种双重角色将在很大程度上影响其政府行为。

首先，在各个级别政府之间，由于各级政府拥有的权力不同，面对的社会问题和社会矛盾不同，其政府工作也各有不同的重点，由此中央政府和地方政府、上级政府和下级政府之间即存在事权上的利益博弈。其次，由于政府机构设置的层级性，下级政府除了为当地领域内的居民提供公共服务，还需要对上级政府负责，完成上级政府对其的工作要求，从而既有一个对"上"的目标，又有一个对"下"的目标，这两个目标都是本级政府实现维护自身利益的需要。最后，由于公共政策的执行涉及多个政府部门之间的互动，即使是同一级别政府，其相关的职能部门

---

① 任晓林，谢斌. 政府自利性的逻辑悖论 [J]. 国家行政学院学报，2003 (6)：32 – 36.

之间也有自身的部门利益，在执行公共政策的过程中，对本部门利益的追求和维护也成为行为目标之一。我国的医疗卫生服务发展：一方面由于各级、各地政府都有完整自身政绩的需要，社会公共事业发展由于收益不如经济事业发展，政府财政对于医疗卫生事业的投入相对于对其他行业的投入处于偏低的状态，政府的重视程度不够以及财政投入的不足在某种程度上是公共事业发展不足的原因之一。另一方面在共同组成的医保部门的卫生部门和人社部门之间，二者出于自身部门工作的角度，政策执行方式和政策执行理念上都有很大不同。

（二）列席者二——医疗卫生服务机构

1. 提供公共医疗卫生服务

医疗卫生服务机构是患者和政府之间的中介。一方面，政府相关部门会确定具有资格的医疗卫生服务机构作为定点机构供患者进行选择，并确定医疗卫生服务机构收取费用的报销比例；另一方面，医疗卫生服务机构为患者提供医疗卫生服务，收取医疗卫生服务费用，患者在获取医疗卫生服务之后前往根据法律政策规定进行报销，在这个过程中，医疗卫生服务机构使患者和政府相关部门两者之间建立起联系。作为医疗卫生服务主要提供者的公立医院在医疗卫生政策执行中占有重要地位，承担着提供公益性医疗卫生服务的重要职责，所谓公立医院的公益性是指公立医院的行为和目标与政府意志相一致，进而与社会福利最大化的目标相一致，除了遵循一般非营利医院的管理制度，还要在维护医疗卫生服务的公平性、提高医疗卫生服务的宏观和微观效率、承担政策性职能等方面体现公益性，其本质的特点就是最大限度地保证使用者不付费或低付费，而不是把投入与产出作为首要考虑目标。① 恢复和保证公立医院的公益性在某种程度上也是"新医改"的缘起之一，因此，按照政策规定提供满足居民需求的公共医疗卫生服务是基层医疗卫生服务机构保证自身的公益性是其行为目标的题中之义。

2. 医院及医生的自身利益偏好

威廉·古德认为，一个专业群体一旦建立就会通过形成各种社会关系来巩固其权力，这些社会关系主导了该专业和它们的顾客、同事之间的互动以及与本专业之外的行政机构之间的互动。② 一方面，医院作为一个运营组织有其自身的利益偏好和行动策略，由于医学知识具有较高的专业性和技术性，信息不对称使得医疗卫生服务机构相对于患者在权衡利弊时具有天然的信息优势地位。比如，由于患者的个体差异性、疾病治疗的不确定性和治疗结果的不确定性导致的医疗卫生服务不确定性，为规避这种不确定风险，医生会从自身的利益出发会产生鼓励和动员患者去做"高、精、尖"医疗卫生服务检查的倾向。再比如，由于政府财政对医院的投入仍然不能够充分保证医院的运营和发展，

① 李玲，陈秋霖，张维，等. 公立医院的公益性及其保障措施 [J]. 中国卫生政策研究，2010，3（5）：7-11.

② Cohen S, Brissette I, Skoner D P, et al. Social integration and health：The case of the common cold [J]. Journal of Social Structure, 2000, 1（3）：1-7.

医院的发展很大一部分依靠医院自身创收，"以药养医""以械养医"都极可能成为医疗卫生服务提供方的选择。另一方面，作为医院软件主体构成的医务人员还有其个体利益的追求，尽管由于医生职业事关人的生命健康等最根本的问题，职业道德教育作为医学教育的必要组成部分已经为医务人员设置了较高自我约束门槛，然而，在世界范围内，由于医学功能的社会重要性、接受严格的培训成为医生的人数有限性以及医学职业的组织性本身，医院医生具有较高的职业地位，当医生感到自身获得的利益无法匹配其职业地位和人力投资时，会倾向于做出相关的适应性行为来维护自己的利益。

（三）列席者三——患者

1. 追求政策目标的公民义务

社会保障一方面既是现代国家公民应当享有的权利，但另一方面由于社会保障项目和社会保障制度自身的特点，社会保障同时又是公民应当承担的义务。由于医疗保险的制度特征、医疗卫生领域的特殊性，以及政府财政能力的有限，政府通过财政投入和居民通过个人缴费共同成为供给医疗卫生服务的资金来源，因此，除了是医疗卫生服务的目标群体，参保居民同时还是医疗卫生制度和医疗卫生政策的参与者和构建者之一。可以说，如果医疗卫生政策制定和执行的能够取得好的政策效果，即意味着作为政策目标群体的参保居民享受到了较好的医疗卫生保障，因此，医疗卫生政策的政策目标得到实现与参保居民的个人目标得到实现在某种程度上是一致和重合的，所以医疗卫生政策的良好执行、医疗保险制度的完善这些宏观目标同时也应当是享有公民权利承担公民义务的参保居民的微观目标。

2. 追求医疗卫生福利最大化

当个体出现发生疾病症状时，为了缓解症状或治愈疾病会去寻求医疗帮助，这种寻求医疗帮助的行为是个体在文化环境的影响下，综合考虑自身因素和社会经济因素之后而做出的行为选择，是当外部社会经济环境以及公共医疗体制对个体产生限制时个体在就医领域做出的行为反应。在医疗卫生的"消费——服务"模式之下，农民既是医疗卫生服务的消费者，又是农村医疗卫生政策的目标群体，作为一个理性的"经济人"，用最少的医疗卫生费用换取最好的医疗卫生服务效果可以说农村参保居民的始终不变目标。一方面，农村患者会根据政策规制来决定自身的就医行为，在政策规制内尽量追求和实现自身的医疗福利；另一方面，为了追求自身医疗福利的最大化，其可能还会做出规避或违反政策规制的行为。

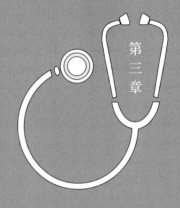

第三章

列席空间——新医改背景下的乡镇卫生院

医院已经从除非病入膏肓,否则没人要去的
"失望之屋"变成了在危险时刻人们殊途同归的
"希望之屋"——无论这种危机来自肉体、心灵,还是社会。
——约翰·H.诺里斯《医疗中心与社区保健中心》

从整体上说，经过 2011 年综合医改后，咱们 J 县现在共有乡镇卫生院共 15 个，3 个社区服务中心。咱们县的新农合自 2007 年开始，时间稍晚。至于乡镇卫生院的体系建设，即卫生院建设最早开始于 2006 年，是 2006 年的国债项目，紧接着到了 2007 年，原来的 15 个乡镇卫生院前期建设陆续完成，整体上来说这一部分资金，地方配套，上面补助资金，有具体数据。

就咱们县来讲，还存在一个情况，就是，2001 年，第一次改革，咱们县在 H 市进度较为靠前，将卫生院推向市场，当时一共是 27 个卫生院，采取租赁的方法，全都租赁出去，除了房屋和设备属于公家，其他全都被买断，签订了 20 年合同，当时实有的 27 个乡镇卫生院，21 个都租赁出去了。然后 2002 年，2003 年，最后一个乡镇卫生院也被租赁出去。

到 2006 年吧，虽然我当时还不在卫生部门工作，但是我看过一些文件，当时在医改上，国家实际上已经不再主张买卖，但咱们县仍然在租赁，当时全国是宿迁模式，山东则是 J 县模式，继续租赁乡镇卫生院。

曾经很多县级医院也都卖出去了，连咱们 H 市医院都卖出去了，租赁出去性质就变了，虽然仍然有公益性，但很多公共卫生服务服务虽然也搞，但跟从前也不一样了。

　　2003 年时，由于 SARS，国家导向为每一个县，每一个乡镇，每一个县必须保证一个公立医院。2006 年之后，新农合开始起步，2007 年 5 月 1 号，咱们县开始新农合，实施新农合的前提是确保公立医院，县里就出台文件遂开始着手回收医院，直到 2009 年实行公共卫生改革。2009 年的医改重点为 5 大块，即 5 个重点，包括重大卫生改革和基本公共卫生改革，不断增加项目，一共开展 10 项基本公共卫生项目。(J 县卫生局局长)

　　纵观 T 镇卫生院所属的 J 县，其一直在国家的宏观政策导向下着手进行医疗卫生服务的提供，随着国家宏观政策导向的变化，经过一系列医疗卫生政策的调整，乡镇卫生院的功能定位以及工作职能也处于不同的变化之中，在基层新医改的政策导向下，T 镇的卫生院的运行状况和医疗卫生服务提供状况也呈现出新的面貌。

一、T 镇卫生院的运行概况

　　T 镇卫生院所在的乡镇——T 镇，位于山东省的西南地区，是山东省 J 县下辖乡镇之一，位于郓城、嘉祥、J 县三县交界处，南距 J 县城 9 公里，总面积大约 32 平方公里，拥有耕地 4.23 万亩，现辖 51 个行政村，总人口大约 5.6 万。该镇境内地势平坦，四季分明，雨水充沛，生产小麦、棉花、杞柳、瓜菜等农作物，是鲁西南重要的粮棉、畜牧、林果生产基地，境内煤炭资源丰富，位于 J 煤田的中心地带。

J 县的 T 镇卫生院始建于 1952 年，是全县卫生系统的北大门，由于地处 J 县、郓城、嘉祥二市三县结合部，担负着本镇及临近县乡方圆约 10 公里近 6 万人口的医疗及预防保健业务技术指导任务。医院占地面积 18000 平方米，建筑面积 2975 平方米，其中业务用房 1443 平方米（包括 2008 年国债工程建房面积 840 平方米），危房 1580 平方米，现有固定资产 100 万元，现有职工 106 人，其中在编人员 83 人，中级职称 18 人，初级职称 34 人。

（一）人事及工资制度

在对基层卫生院院长的选拔上，J 县实行基层卫生院院长竞聘制，院长一方面是本单位运营经济利益的主要负责人，另一方面也是医疗卫生政策执行单位的负责人，不但要对本单位的经济利益负责任，还需要对医保制度的发展以及统筹基金的平衡负责，并且对广大参保人员的利益负责。院长以及副院长的竞聘工作由镇政府负责进行，院长对卫生院负有全面的领导责任，拥有业务行政以及经营管理决策权、干部职工的奖励权以及财务支配权，并且各科室的负责人都由院长进行聘任。这种经营体制加强了院长对卫生院的领导权，将其任期业绩与卫生院经营效益挂钩，有利于充分发挥院长的经营才干。① 卫生院同时设院长、副院长岗位，按照公正、公平、透明的原则，通过竞聘演讲、群众测评等程序实行竞聘制。以建制镇政府为单位，在正式在职的卫生院工作人员中产生，先竞聘院长，后竞聘副院长，截至 2013 年 8 月份笔者对 T 镇卫生院进行调研时，其时有 1 名院长，3 名副院长。

T 镇卫生院的卫生技术人员也采取竞聘制。对于专技人员的竞岗：第一，统一乡镇的专技人员竞争本乡镇的岗位。第二，在本乡镇未能竞争上岗的人员，到其他缺编的乡镇参加竞岗，按照本人填报的志愿，由缺编的乡镇录用，专技人员缺编乡镇必须予以接受。竞争上岗人员养老保险金集体部分的 60%、医疗保险金的集体部分，仍然由乡镇政府财政负担，养老保险金机体部分的其余 40% 由县政府负担。单位及其职工未参加或缴纳不足养老保险费的，要按照有关规定补缴，不补缴的不计算缴费年限。

2011 年，J 县推进基层医疗卫生服务机构综合改革时规定了基层卫生院的人事制度，根据"编制以县为单位核定，实行总量控制，统筹管理，灵活调整"的有关规定，结合本县的实际情况，按照服务人口及服务半径，确定乡镇卫生院正式在职人员所占编制。按照规定，管理工勤人员应按编制数的 10% 设岗，专

① 靳世花. 转型中的乡镇卫生院［D］. 北京：中央民族大学，2007：29.

技人员应按编制数 90% 设岗，其中在专技人员中，全科医生应占 20% 、公共卫生人员应占 20% 、中医药专业技术岗位应占 10% ，其他专业技术岗位如医、西药、护理、医技、会计、计算机专业人员应占专技人员岗位的 50% 。截至 2011 年，根据县卫生局的统计数据，T 镇卫生院共有 85 个编制，管理工勤人员为 9 人，全科医生 15 人，公共卫生人员 15 人，中医药人员 8 人，其他专业技术岗位人员 38 人，2013 年 8 月，笔者对 T 镇卫生院进行调研，其时在职职工 83 人，公共卫生人员占 26 人，24 人待岗。

T 镇卫生院人员的收入实行绩效工资制，绩效工资水平由县人力资源和社会保障、财政部门按照与当地事业单位工作人员平均工资水平相衔接的原则核定，由基础性绩效工资和奖励性绩效工资两部分共同组成。其中基础性绩效工资主要体现了地区经济发展、物价水平、岗位职责等因素的影响，按月发放，奖励性绩效工资在绩效工资中所占的比重不得低于 50% ，根据具体绩效考核结果发放，从而体现工作量和实际贡献等因素对工资收入的影响。

（二）收入及支出情况

卫生院收入是指卫生院在开展业务以及其他活动中依法取得的非偿还性资金，以及从财政及主管部门取得的财政补助经费，主要包括：财政补助收入、上级补助收入、医疗收入、药品收入、其他收入。卫生院支出则主要包括事业发展基金、修购基金、社会保障支出、固定工资支出等。基本药物制度实施前，乡镇卫生院主要靠药品收入、医疗收入和政府补助维持运营；基本药物制度实施以后，乡镇卫生院的运营主要靠政府补助、医疗收入进行，政府补助、医疗保险补偿和个人自付都是这两个阶段的最终收入来源。"新农合"是乡镇卫生院主要涉及的医疗保险项目，至于城镇职工医疗保险、城镇居民医疗保险则所占比例相对较低，因此，政府补助、"新农合"基金以及个人自付是乡镇卫生院面临的基本药物制度时获得收入的关键变量，其中前者属于政府的责任，而后两者则主要是乡镇卫生院的市场收入来源，三者相加最后形成医疗收入和药品收入。在实施基本药物制度之后，可以说药品收入已经基本没有利润，乡镇卫生院在改革之后主要靠政府补助、医疗收入作为收入来源。[①]

表 3-1　T 镇卫生院历年医收入情况

收入　　　　　　　　　　　　　　　　　　　　　　　单位：万元

年份	总收入	医疗收入	其他收入	医改补助资金	公共卫生补助资金
2009	140.45	124.41	16.04	0	0
2010	137.54	121.66	15.88	0	0
2011	234.88	108.01	23.93	44.91	58.03
2012	450.84	232.36	26.64	102.25	89.58
2013	561.26	254.43	18.04	108.63	180.15

---

① 左根永，孙强，李凯，等. 山东省基本药物筹资政策对乡镇卫生院行为的影响研究 [J]. 中国卫生政策研究，2011，04（11）：13-18.

表3-2 T镇卫生院历年支出情况

支出 单位：万元

年份	总支出	医疗支出	公共卫生支出	其他支出
2009	130.10	130.10	0	0
2010	144.09	144.09	0	0
2011	226.11	210.25	47.81	15.86
2012	396.96	382.37	98.51	14.58
2013	499.62	484.27	176.51	15.34

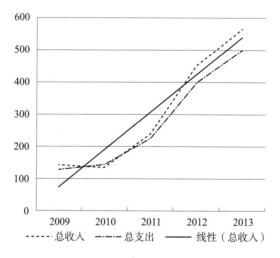

图3-1 T镇卫生院历年收入支出对比

　　J县卫生局局长接受访谈时，对目前乡镇卫生院的收入来源做了较为细致的说明：实行药品零差率后，包括一体化卫生室，乡镇卫生院的收入来源一个是政府补贴，即零差率综合补偿，省级及以上资金，县级资金，卫生室主要是新农合的处方费，一般诊疗费，10块钱，个人承担1块和新农合报销9块，按照千人配一个乡医，6000元，按中东西，我们属于西，落后，省级承担6成，地方承担4成，按照常住人口拨付。医院本身虽然实行零差价，还有部分辅助检查也是收入来源，卫生室也有一般诊疗费，乡镇卫生院的一般诊疗费，8块拿药，10块护理费。

从T镇卫生院的收入支出结构来看，乡镇卫生院总收入和总支出都呈逐年上涨趋势，并且总收入大于总支出，略有结余，收支基本平衡；其中医疗收入和医疗支出也呈逐年上涨趋势，并且医疗支出大于医疗收入；在公共卫生方面，自2011年起，公共卫生补助资金和公共卫生支出同样不断上涨，并且收入与支出基本实现平衡。

二、T镇卫生院的主要功能

（一）提供基本医疗

T镇卫生院的日常工作主要是对当地农村常见病、多发病进行治疗，对地方病、传染病和职业病等进行预防，从而为全镇6万人口提供基本医疗卫生服务。为满足本村居民的基本医疗卫生需求，T镇卫生院根据县级及以上政策的要求，在依法执业的基础上，保证医疗卫生服务质量和服务数量，控制医疗费用增长，设有内、妇、儿、中医妇科、中医内科、针灸理疗科、中医眼科、公共卫生科、预防保健科、B超、心电图室、检验科等10余个临床科室，以方圆2.5公里为服务半径（服务人口是2000

人到 4000 人，3 到 4 个村庄左右）设立一体化卫生室。

　　乡镇卫生院是新型农村合作医疗制度的载体，在新型农村合作医疗制度的实施和运作过程中发挥着重要的作用，具体来讲，主要是从"服务"与"管理"两个方面促进新型农村合作医疗制度。2012 年，各级政府对"新农合"的补助标准进一步提高，农民个人缴费标准也适当增加，最终确定的"新农合"起付线为：镇级政府办定点医院为 100 元、县级定点医院为 200 元、县外市内定点医院为 500 元、市外定点医院 500 元。"新农合"补偿比例为：镇级政府办定点医院为 85%；县级定点医院为 65%、县外市内为 55%、市外为 50%。由于"新农合"政策的起付线和补偿比例设置对乡镇卫生院具有一定的导向性，乡镇卫生院相对于其他定点医院具有医疗费用低廉的优势，并且在地理位置上具有先天的便利性，因此，尽管乡镇卫生院的工作重点向提供公共卫生服务转移，但 T 镇卫生院仍然承担着辖区内参合农民基本医疗工作。乡镇合作医疗管理办公室隶属乡镇卫生院，因而动员农民参加、合理转诊、医疗费用报销范围的初步审核及报销等合作医疗的工作要由乡镇卫生院承担，其对"新农合"各项职责制度的执行情况，宣传、公示栏设置情况，门诊登记情况，药品目录执行情况，处方、医药费票据管理情况，合理收费等内容……，其中关键性医疗卫生服务指标控制情况，如将次均门诊费用、目录药品使用情况等都将纳入其绩效考核。

（二）承担公共卫生服务

　　根据"新医改"的相关政策，乡镇卫生院的职能重点逐渐从提供基本医疗服务转向提供公共卫生服务，乡镇卫生院作为三级医疗卫生服务网络的枢纽，对疾病的预防控制有着重要作用。在相关政策规定的基础上，T镇卫生院在农村公共医疗卫生服务工作主要包括以下几个方面。

1. 开展居民健康档案的建立工作

T镇卫生院及其医务人员按照卫生部《城乡居民健康档案管理规范》的要求，在自愿基础上为辖区内的常住人口建立居民健康档案并及时更新。

2. 开展健康教育工作

T镇卫生院及其医务人员积极推广"参与式"健康教育方法，通过健康教育讲座、宣传专栏等提高农民的健康知识知晓率，自2010年以来，T镇卫生院共建立纸质家庭健康档案46131份，建档率92%，电子档案46131份，电子建档率100%。

3. 开展免疫规划工作

T镇卫生院及其医务人员确保预防接种门诊运行的规范有序，及时发现报告并协助处理疑似预防接种异常反应，保证国家免疫规划疫苗接种率、卡介苗和首针乙肝疫苗及时接种率、麻疹疫苗接种率在95%以上。

4. 传染病防治工作

T镇卫生院及其医务人员需要保障传染病疫情网络直报系统正常运行，及时发现、登记、报告辖区内传染病疫情；针对妇幼保健工作，做好辖区内育龄妇女和新生儿登记，建立孕妇产妇、

0～6 岁儿童保健手册，规范开展孕妇产妇和儿童保健工作，T 镇卫生院目前共建立儿童保健建册数 3246 份，孕产妇保健建册数 392 份。

5. 老年人保健工作

T 镇卫生院及其医务人员需要对辖区 65 岁及以上 4499 位老年人登记管理进行健康危险因素调查和一般体格检查，提供疾病预防、自我保健及伤害预防自救等健康指导。

6. 开展健康危险因素调查工作

T 镇卫生院及其医务人员主要是向老年人提供自我保健、伤害预防和自救等健康指导。

7. 慢性病管理工作

T 镇卫生院及其医务人员目前对 6799 位高血压病人、2331 位糖尿病病人等慢性病高危人群进行指导，对 35 岁以上人群实行首诊测血压，对确诊高血压和糖尿病患者进行登记管理，定期随访，每次随访要询问病情，经行体格检查及用药、饮食、运动、心理及中医药保健等健康指导。

8. 重症精神病患者管理工作

T 镇卫生院及其医务人员需要对辖区内明确诊断的重性精神病患者进行登记管理，对在家居住的重性精神病患者进行定期的管理随访和康复指导。

9. 突发公共卫生事件的应急处理工作

T 镇卫生院及其医务人员对卫生监督协管管理，使每个一体化卫生室在卫生院的监督协管下开展正常工作，继续开展农村50 人以上聚餐报告制度，重点加强农村改水改厕工作的落实。

10. 积极推进中医药健康管理服务

T 镇卫生院及其医务人员需要对主要包括老年人中医体质辨识和儿童中医调养服务，年内覆盖人群要达到 60% 以上，各村一体化卫生室要结合基层中医药服务提升功能。

（三）管理村级卫生室

由于与农村居民生活区距离较近、靠近或者设置在农村居民的生活区里，尤其是由于一体化卫生室的设立，村卫生室的医疗卫生服务功能在基础医疗卫生服务中以及"新农合"制度的具体实施中也发挥着极其重要的作用，村卫生室由此也在基层医疗卫生机构中占有重要地位。在村级卫生室的管理方面，乡镇卫生院承担着主要责任，T 镇卫生院管理着其下属的一体化卫生室。具体来讲，村卫生室的财务和资产与乡镇卫生院进行"分账管理，独立核算"，在不改变乡村医生人员身份和村卫生室法人以及财产关系的前提下，由县卫生局委托乡镇卫生院对村卫生室的人员、业务、药品、房屋、设备、财务、绩效考核等各个方面予以规范管理。乡镇卫生院与村卫生室签订目标管理责任书，对村卫生室进行绩效考核，考核结果与村卫生室相关补助挂钩；乡镇卫生院要通过业务讲座、例会等各种方式加强对乡村卫生的技术指导，对乡村卫生及村卫生室器械药品的供应使用和财务管理进行日常性监督；提高村卫生室的信息化水平，实行与乡镇卫生院统一的电子票据和处方笺，实现村卫生室在基本医疗、公共卫生、药品采购、"新农合"报销等业务工作一体的信息化和网络化管理；负责对村卫生室的业务管理和技术指导以及实施基本药物制度的村卫生室所需基本药物的采购配送等相关工作。

三、T 镇卫生院运行中的问题

（一）卫生院运营经费不足

1. 基础设施建设不足

在对 T 镇卫生院的调研中，笔者首先观察了 T 镇卫生院的基础设施建设情况。据了解，T 镇卫生院是新中国成立后该辖区内建立的最早的一所卫生院，始建于 1952 年，2009 年医改后在原来的建设基础上进行部分拆除、整修和重建。目前乡卫生院分为两区，中心区是一幢白色的 4 层楼房建筑，楼房的顶端中心处悬挂着毛主席的照片，进入一层大厅后，大厅左右两处是"新农合"的报销办公室，在两个办公室的外墙壁上张贴着"新农合"报销的相关规定、"先住院后交钱"的通告、患者报销的反馈意见信箱，继续向左是药房、药库，继续向右是"国医堂"；二层为各个科室，内科、儿科、妇科等，走廊墙壁悬挂着相关主治医生的履历以及"医患和谐"的宣传标语；三层为主管公共卫生的各个相关科室及院长办公室，走廊的墙壁张贴悬挂着公共卫生的相关政策规定。在访谈过程中得知，该楼房建筑共 800 平方米左右，并不能满足科室设置所需的空间，有些科室共同分担一个办公室。中心区楼房右侧有两排平房，其中几个房间为 B 超室、检验科等，其余为病房，病房内设有床铺、床头柜、电灯、电风扇等基本设施，在访谈中得知，T 镇卫生院理论上可以设置 500 张床位，但由于部分房间现在为危房，因此目前床位较少。

> 通过国家给了财政补助等其他方面配套，目前乡镇卫生院驻地基本已经改造，房屋和功能科室的设置，与原来相比，已经有了很大的进步，原来的医院建设都是 70 年代的，现在都已经整改了，但按照卫生院的功能设施要求，目前的改造但是仍然达不到（国家规定的）要求，还有一些卫生院设立的比较晚，没有赶上改造，目前还在继续改造。(J 县卫生局局长)

> 基础设施又差，上级还动不动就来检查，检查时要求这里无菌那里卫生，可是我们连个自来水管都没有，当然整个田庄用水都有问题，要求用流动水洗手，我们这只有一个压水井，还经常没水。硬件跟不上，病房等设备也简陋，说是乡镇卫生院不以医疗为主，以公共卫生为主，可是广大的老百姓还是会来这里看病，不可能都去县级医院，我们这种条件就只能勉强维持服务。(T 镇卫生院医生)

2. 医疗设备短缺和落后

医疗设备是医务工作人员提供医疗卫生服务的手段和工具，

乡镇卫生院医疗设备是否能够实现合理适度的配备，关系到卫生院业务工作的开展、技术水平的提高和卫生资源的有效利用。通过观察和访谈，笔者发现 T 镇卫生院的医疗设备处于比较短缺和落后的状态。

> 现在的基础设施方面的主要问题是设备问题，设备虽然本来应该由政府来承担，但由于菏泽地区经济较为落后，设备地更新很欠缺，包括基础设施的维修，这一块政府、上级财政需要更多投入。(J 县卫生局局长)

> 我们院在医疗设备方面，受财政拨款不足影响和零差价影响，比较受限，仪器短缺，只有黑白彩超，心电图、化验，其他的都没有。(T 镇卫生院院长)

> 就希望上级能不能做一次调研，根据医院的需要配备好设备，比如拍片、化验、彩超等等，设备跟不上，即使招收了高学历的人才，人家会用的技术和设备没地方发挥，那也没什么用处呀。(T 镇卫生院医生)

X 光机、B 超机、心电图机是乡镇卫生院应该配置的基础设备，T 镇卫生院虽然配备了这些设备，然而，一方面医疗设备趋于陈旧，其操作性和准确性都处于不确定的状态，另一方面随着时代变化，医疗设备的落后和短缺造成的困境也呈现出新的局面。

> 原来国家对乡镇卫生院的定位是基本医疗，但是现在"基本医疗"的概念现在需要改变了，比如 B 超，

原来乡镇没人做彩超，现在黑白的都没人愿意做，X 光也不做了，直接去做 CT，老百姓要求高了，病号全都往上级医院走，在上级医院拍的片子都很清晰，直观感觉就觉得乡镇卫生院不行，这些其实都是设备问题，配置不平衡，是资源浪费，虽然国家提出双向转诊，但事实上只有往上转，没有往下转。(J 县卫生局局长)

随着经济条件的好转以及患者医疗卫生服务需求的提高，患者对高级设备的主观上非理性的追求"凸显"了乡镇卫生院设备的落后，这实际上是一种对医疗卫生资源的浪费。

实行零差价之后，国家不让"以药养医"了，对于大医院来说，即使不'以药养医'，还可以依靠高级的设备比如化验什么的来补充收入，不卖药也赚钱呀，但我们又没有设备。(T 镇卫生院院长)。

事实上，与"以药养医"的手段、性质一样，"以械养医"也是造成"看病贵"的重要原因之一，是医院逐利行为的一种表现，只是由于乡镇卫生院自身医疗设备的落后客观上使得其无法追逐"以械养医"，形成一种客观上的积极效果。然而，在同大医院的比较中，乡镇卫生院会由此产生出不平情绪，认为是医疗设备的落后制约了乡镇卫生院的收入。

3. 运行费用负担较重

乡镇卫生院作为一个运营的组织部门，为了进行内部管理，维持各个环节的正常运转，必然会需要和产生各种运营费用，如水电费用、办公费用、日常设施维护费用等，对于 T 镇卫生院来说，其自身的运营费用也是一项庞大的开支，给其带来较大的财务压力。

> 现在都要求"无纸化办公"，全都用电脑，安装电脑和维修电脑首先就得花钱，此外，电费、空调费、打印、复印、换墨，每个月这些钱就要达到两万元，所以别管挣钱不挣钱，维持医院运转的各种费用都在增加。(T 镇卫生院院长)

> 患者现在要求都高了，想要好的医疗卫生服务条件，比如天气热了就得装空调吧，不装的话老百姓不满意，装了的话费用又太高。(J 县卫生局局长)

财政投入有限，药品收入减少，限制了乡镇卫生院的收入来源，再加之各种费用的上升，T 镇卫生院曾经尝试通过自身的适应性手段来利用有限的财力。

> 咱就以公共卫生说吧，公共卫生是一项很庞大的工作，国家投入了，我们也应用了，老百姓也受惠了，基本上效果比较好。但严格按成本来说，我们院的公共卫生工作人员是 20 人，国家在公共卫生人员的人数配备上规定为 30 人，但是配备了人员就要有相应的工资，我们没办法保证满足国家规定的人数还能发得出工资，所以只能从人员上缩减，才能保证这部分人员的正常工资水平，又减员又干好工作，勉强算收支平衡。(T 镇

卫生院院长）

从前我们指望药增加收入，现在药品收入基本没有了，看人家用仪器挣钱，我们没仪器，大家试着集资买过仪器，拿点提成，但是也不让我们集资了，不让对股份分提成了，又少了一项收入。（T镇卫生院护士）

（二）医务人员力量薄弱

1. 人力素质偏低

基层医疗卫生队伍的稳定性和工作积极性对于提高医疗卫生服务质量、提高病人满意度以及促进基层医疗卫生事业的长远发展具有十分重要的作用。医务人员是直接提供医疗卫生服务的专业技术人员，并且还是与患者进行接触的第一线人员，这一群体的年龄结构、专业水平等都对提供医疗卫生服务的质量有重要影响。衡量乡镇卫生院卫生人员质量的常用指标和研究方法包括学历水平、职称结构、知识和技能的考查测试等，T镇卫生院现有职工106人，其中在编人员83人，中级职称18人，初级职称34人；大专学历为27人，中专及以下学历为55人，与县市级公立医院相比，医务人员质量总体水平偏低。

定性访谈的结果显示，编制是影响乡镇卫生院人才引进的一个重要因素。由于编制内和编制外的人员无论是在工资还是在福利待遇等方面都存在较大差距，并且通常只有编制内人员才能得到政府的财政补贴，因而政府对基层卫生机构的编制控制十分严格，而且，编制问题在乡镇卫生院医务人员的择业过程中也是占据重要地位的考量因素。T 镇卫生院的编制设置近年来都没有变化，人员编制较少，用人自主性差，影响了乡镇卫生院招人进人计划。

> 这几年来我们没有再招收新进人员，我们 85 个编制，目前是 83 个在岗人员，所以一般不招人。目前，我们院的医务人员都在 40 岁到 55 岁左右，人员配置年龄偏大，中层很少，但由于编制的问题又没有办法进新人，10 年后一退休会出现断层，将来人员断层问题我也很忧虑。(T 镇卫生院院长)

与上级医院相比，乡镇卫生院人员的工资水平较低、福利保障较少，业务能力的提升空间较小，医务人员个人发展机会和生活机会也相对不如在大医院工作多，因此，其引进较高水平和较高学历的医务工作人员存在较大困难。新医改后,尽管政府在基层卫生机构引进人才方面继续实施了多种措施，如定向培养项目、招聘执业医师、医学毕业生等，然而这些政策的实施情况和实施效果却不尽如人意，未能实现政策初衷。

> 基层的整体环境还是比城市差，工资和其他各方面待遇上也没有什么特别的优势，很多刚毕业的医学院的学生还是承受不住农村的条件，也不愿意来，来了也待不长。(T 镇卫生院医生)

> 虽然我们在乡里，但都是医疗片的，所以也认识些同行，认识的几个医学院毕业的学生，宁可在县医院

干，就算没编制，但是有些乡卫生院给他们编制工资也
不一定就比他们现在在县医院拿的少，但就是不去，为
啥，农村环境还是差，小青年生活上不习惯。(T镇卫
生院医务人员)

2. 基层医务人员培训问题

第一，基层医务人力资源不足，影响了培训效果。基层综合
新医改后，虽然乡镇卫生院医务人员参加培训的机会有了很大程
度的增加，但是，一方面由于乡镇医务人员的医务素质参差不
齐，很多培训采取集体会议的形式或者学习班的形式进行，而缺
乏专门的针对性，使得培训并不能适应所有医务人员的业务能力
和水平，另一方面由于乡镇卫生院的人力资源在数量上也存在不
足，有相当一部分医务人员不能离开岗位参加培训，影响了培训
效果。

> 因为院里人手不够，很多人不能参加培训，尤其是
> 医院的一些骨干人员，医院离不了他们呀，有的时候甚
> 至为了应付上级布置的任务，有些人员会重复参加培
> 训，也不光是我们这，别的卫生院也有这种情况。(T
> 镇卫生院院长)
>
> 因为不能离开自己的岗位，能出去培训的不多，就
> 算参加了也无法全身心投入，因为心里还挂着医院这边
> 嘛，培训的成效也不好说 (T镇卫生院医务人员)。

第二，培训课程的设计并不能很好地满足基层需要，使得

基层医务人员对培训意兴阑珊。当前基层医务培训中存在着"培训时间太短""偏重理念而缺乏实践""内容不够实用"的情况。

> 有的时候培训那么两三天，也没啥意思，先不说能不能学到点啥，就算能学到点啥，觉得培训课程上有些东西讲的就太理想化了，咱乡镇也不一定有条件来落实，要是没条件用，光在理论上往上提也是空的。（T镇卫生院副院长）

> 有一些培训就是网络培训，网络培训当然有自己的好处，方便，人员不用出屋就能培训，但是不组织专门的课堂和会场培训，就没有培训的氛围，人员听培训课程也没那么认真，培训效果可能会有折扣。（T镇卫生院医务人员）

第三，由于培训缺乏有效的培训考核和评价机制，很多医务人员在经历过最初的新鲜感之后逐渐丧失了参加培训的压力和动力，使得很多培训成为一种"走过场"，甚至成了"为培训而培训，为完成上级布置任务而进行培训"。

> 培训完了没考核，我觉得就跟小孩上学没有考试一样，看不出来成绩到底咋样，这样的培训没有效果。（T镇卫生院医生）

> 对参加培训人员的考核和管理是个问题，有些人的学习积极性不高，去培训就是去逛一圈，应当将培训期

间的考勤、考核向单位反馈，对不去上课、考试不及格的人员应该有些奖惩制度。(T镇卫生院医务人员)

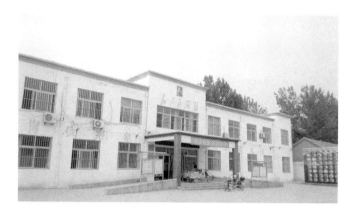

图3-1 T镇卫生院主楼正门图

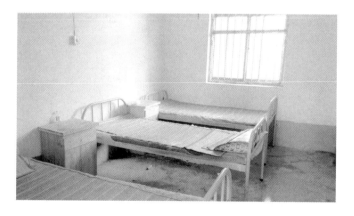

图3-2 T镇卫生院病房，其设备较为简陋，卫生状况普通

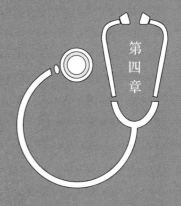

第四章

列席行为之——卫生院的医疗卫生服务行为策略

每一个时期，医生的社会地位、分配到的任务和应该
遵守的行为准则都各不相同。这主要是由国家的社会
经济体制和当时医学已经达到的技术水平所决定的。

——亨利·西格里斯特

　　基层医疗卫生服务机构是基层医疗卫生综合改革的主要对象，可以算作是政策的目标群体，但其又是提供医疗卫生服务的主体，是将各项新医改政策的规定措施应用和发挥的一方，又可视为政策执行方。作为连接新医改政策和农村居民的纽带，基层医疗卫生服务机构同时还是一个具有自身利益的主体，在政策的规制下会通过各种策略性行为在公共利益、自身利益以及上级考核之间进行平衡。T 镇卫生院在提供医疗卫生服务的过程中，一方面根据政策规制完成了自身的服务功能，另一方面，为了追求和维护自身利益也对政策规制以及患者行为方式的影响也会做出相应的应对策略，产生特定的行为方式和行为取向。

一、分流病患

　　无论是"新农合"政策补偿比例的设置还是加大对基层医疗卫生事业的投入力度，新医改的政策导向之一都是盘活乡镇卫生院，给予乡镇卫生院一个重新发展的契机。然而现实中的情况却是，乡镇卫生院实际就医人数减少以及基本医疗卫生服务质量下降，导致这种情况的原因之一即是农村医疗卫生政策的制定和执行产生了一些弊端。这些弊端一方面是由于政策本身的问题所致，另一方面是由于其动摇了乡镇卫生院的利益。因此乡镇卫生院会在政策规制下出于自身利益考虑、规避自身风险而采取了一系列分流病患的行为策略。

（一）应对药品零差价

为了维护和促进公立医疗卫生服务机构的运行和发展，国家曾经允许医院在药品进价的基础上按低于 15% 的加成率将药品出售给医疗消费者，药品销售的利润归医院所有，由此带来的后果是在随后医疗卫生服务机构市场化的改革过程中各级医疗卫生服务机构不约而同地将药品销售作为增加其收入的重要来源。据统计，医院平均 60% 的收入都来源于药品销售，对于中等规模和比较小的医院，其药品销售收入占其总收入的比例甚至高达 70% ~80%。①"以药养医"严重影响了医疗卫生服务机构的公益性质，是导致"看病难、看病贵"的一个重要原因。为了断开医疗卫生服务提供方与药品销售方二者之间的利益关联，2009 年 8 月国家发改委等 9 部委共同发布了《关于建立国家基本药物制度的实施意见》，要求 2 年内要在全国基层医疗卫生服务机构实施国家基本药物制度，基层医疗卫生服务机构按照药品的进价进行销售，政府则按照药品进价的 15% 给予基层医疗卫生服务机构补贴，并辅之以"基本药物制度""药品统一采购及配送制度"，以及"收支两条线"配套政策。伴随着国家基本药物制度

---

① 朱恒鹏. 医疗体制弊端与药品定价扭曲 ［J］. 中国社会科学，2007（4）：89 - 103.

的大力推行，药品零差价政策也于 2011 年底在全国基层医疗卫生服务机构开始实施，在这种政策实施背景下，乡镇卫生院由"创收为主"开始向"保证基本医疗与公共卫生服务"的方向转变。山东省基本药物制度自 2010 年 3 月开始实施，至 2011 年 6 月末已经基本实现乡镇卫生院全覆盖，基本药物制度政策的执行产生了一系列的政策效果，其中也包括一些相关的负面后果，这些负面效果则导致了乡镇卫生院对病患的分流行为。

1. 基层医疗卫生服务机构的药物品种较少

2009 年国家所实施的《国家基本药物目录管理办法》将基层医疗卫生服务机构使用基本药物的品种规定为 307 种，2012 年修改目录则将基本药物的品种扩大到 520 种。尽管相比于最初规定的药品种类在范围上已经有了很大程度的增加，但是由于我国地域广大，各地人口的身体健康素质与医疗卫生服务需求不同，国家基本药物目录中的药品种类根本无法完全满足不同地区城乡居民的基本医疗需求，从而影响了基层医疗卫生防护网络的建设。

> 对基本药物制度，国家导向是好的，但问题在于药品，尤其是基层用药问题突出，用药种类和数量少，比如儿科，妇科，心脑血管药品特别少，当然，现在国家重新定义目录。(J 县卫生局局长)

> 另外药品配送环节也有弊端，配送不及时，目前药品是由山东省统一采购配送，先由卫生院点药，再配送，配送周期为三天到一周时间，环节太长，在配送上

当前是以山东省为半径，这个半径太大，配送药物不及
时，医生用药就受限制，影响看病效果。(J 县卫生局
局长)

药品零差价政策的执行虽然确实起到降低了药费的效果，产
生了很大的正面作用，但同时也产生了一些问题，其中首当其冲
也是最受老百姓议论和关注最多的问题即是药品种类不足的问
题，在对患者的访谈中，几乎所有患者都表达出了"虽然便宜，
但好多药都没有"的不满，并且，药品种类较少的问题不但影响
了患者，同时也对医生的诊疗救治行为产生了影响。

药品零差价后，因为药品少，一些抢救药品都没
有，医疗风险也就随之增大，很多（重）病号不敢接。
所以对于零差价对药品的限制，受限的不只是老百姓，
同时还有大夫。(T 镇卫生院院长)

由于药品的种类不足，使得医生的诊疗风险增大，医生产生
了治疗的恐惧感，为了预防因药品不足而产生的医疗事故，医院
只好对病源进行针对上级医院的转诊，症状稍微重一点的患者就
直接转诊去县医院，从根本上背离了"小病不出村、一般病不出
乡镇卫生院"的政策目的，进一步导致病患涌向上级医院，没有
将病患根据政策导向留在乡镇卫生院，从而并未能解决"看病
难、看病贵"问题。

药品零差价后，因为药品少，很多病没法看，医疗
风险增加，只好对病源进行上级医院的转诊，只要有稍

微重一点的病号就直接去县医院了。(T 镇卫生院医生)

2. 财政负担较重和卫生院收入减少

实行基本药物制度后,基层乡镇卫生院的基本药物方面的收入来源主要包括政府补助和"新农合"基金。首先,政府补助主要用于补偿基本药物零差率损失,是按照基本药物的销售额和辖区服务人口量对乡镇卫生院进行补偿,在考核乡镇卫生院本月的业务量等绩效指标的基础上,下月进行基本药物政府补助拨付。其次,"新农合"基金主要通过将国家基本药物全部纳入"新农合"的报销目录并通过报销比例相比比其他药物提高 10%的方式来增加基本药物的收入来源。因为基层医疗卫生服务机构的收入此前主要依靠于药品销售,所以,药品零差价补贴的金额十分巨大,需要大量的政府公共财政支出,政府财政面临着极大的负担和压力,将政府补助作为收入来源之一的乡镇卫生院也就由此面临着巨大的运行负担。

J 县作为山东省第二批实施国家基本药物制度的地区,于 2010 年 12 月 1 日起执行,县审计局对 18 处镇驻地卫生院 2009 年的药品差价进行了全面审计,审计结果为 1345 万元,实施国家基本药物制度后,为保证基层医疗卫生服务机构的正常运转,县财政需要保证较大的拨付补助力度。在 J 县卫生局提供的资料文件中,笔者看到了若干乡镇卫生院在不同时间段向县政府提出的财政补助申请,而回复时间则与提出申请的时间有相当一段距离,可以说,乡镇卫生院和县政府同时为财政问题所束缚。

　　在现有的医疗卫生政策下，单纯依靠卫生院的自身经营难以维持其日常经济的运行，增加财政投入是回归乡镇卫生院公益性的必要保证，在政府财政投入不足的情况下，任何公益性都难以得到实现充分的保证。药品零差价的政策实施很大程度上影响了乡镇卫生院的实际生存情况，在其自身利益都无法得到基本保障的情况下，仅仅以公益性目标来要求乡镇卫生院既是有失公允的，也是难以实现的。一方面由于药品收益减少，乡镇卫生院的利益驱动力减少并随之导致其诊治动力减少；另一方面由于护理费、诊疗费等价格偏低，乡镇卫生院接收病人的积极性受损，出于对经济利益的追逐，将病人转诊分流到私人医院也成为一种行为选择。

　　现在实行零差价，药品价格降下来，药品收入原来占到医院收入40%或45%左右，现在这部分收入降下来了，那就丧失一大收入来源，上级又要求医院收入不降低，职工收入不降低，还不能影响医院发展，这就很难做到。(J县卫生局局长)

　　现在这种体制下，好多乡镇卫生院都不收病人，比如我是公立医院院长，你是私立医院院长，咱俩达成协议，我给你病号，你给我多少比例的钱，因为反正我收病人也赚不到钱呀，也没卖药的钱了，工资就这些，咱们乡镇卫生院现在50%都转到私立医院或县医院或中医药了。(J县人社局工作人员)

（二）应对总额预付制

2011 年，人保部公布了《关于进一步推进医疗保险付费方式改革的意见》进行医保费用的付费方式改革，结合居民医保门诊统筹的普遍开展，适应基层医疗卫生服务机构或全科医生首诊制的建立，探索实行以按人头付费为主的医疗费用支付方式，即总额预付制。总额预付制是依据医院或者医生所服务人群的数量，明确规定每个被服务人口的收费定额，并由医疗保险机构向医院支付固定数额的费用，以此作为购买医疗卫生服务的总费用，医院在合同期限内按规定提供医疗卫生服务，除此之外医院不能再收取任何形式的额外费用。J 县"新农合"实行"总额预付、分期支付"的原则，以镇、村定点医疗卫生服务机构实际服务需求为主，综合考虑各镇区、各行政村参合人口数，参合农民年均次就诊人次数，门诊病人流向等因素，测算各定点医疗卫生服务机构门诊医疗费用和一般诊疗费补偿基金总额，定点医疗卫生服务机构普通门诊医药费用和一般诊疗费直报补偿款，由县"新农合"管理经办机构按比例逐月予以支付，每月补偿金额小于每月核定额度 90% 的，按实际金额拨付；每月垫付金额大于每月核定额度 90% 的，按核定额度 90% 拨付。

总额预付制不仅能够促使医疗卫生服务机构主动控制医疗费用，减少其凭借医疗技术知识和信息对病人进行诱导性需求，而且也可以将公共财政支出限定在一定的数额范围内，还保证了基层医务人员的基本收入水平，有利于医疗卫生体制改革的顺利推进。然而，在政策的实际执行过程中，总额预付制也产生了一些问题。首先，医疗卫生服务机构与患者之间的稳定联系比较难以建立，仅仅根据历史诊疗情况来计算总额预付的额度往往会出现很大程度的误差，从而使得预付的总额与实际需要费用之间发生很大背离，如果医保额度的测算出现问题，那么总额预付的科学前提也就不复存在。其次，总额预付的预付计算模式会促使各家医疗卫生服务机构将向预付制规定和要求的次均费用指标靠拢作为行为目标，但是医疗卫生服务机构收治的病人和病种是存在较大差异的，单纯的向费用指标靠拢会造成服务提供不足以及医疗卫生服务质量的下降，这实际上是一种舍本逐末。最后，实施总额预付之后，一方面分配给医疗卫生服务机构的"总控指标"基本固定；另一方面参保人的医保责任又由所有的定点医疗卫生服务机构共同承担，当医疗卫生服务机构实际发生的费用总额接近或超过"总控指标"但服务人次又达到指标之后，医疗卫生服务机构为了自身利益必然像其他医疗卫生服务机构会推诿病人，尤其是那些医疗费用花费较高的重症患者。①

　　总额预付不太恰当，当然推行总额预付一方面可以保障基金的安全，另一方面是根据前两年的各种业务量和工作量来规定预付总额，强调了绩效，但由于当地的情况，比如区域性、布局、综合实力等充满了很多不确

---

　　① 杨炯，李劲松. 实行医疗保险总额预付制改革的思考 [J]. 中国医院管理，2013，33（3）：65-67.

定性，很难说明所确定的总额的科学性。（J 县卫生局局长）

J 县的"新农合"原来一直归县卫生局管理，2014 年 3 月，划归人社局管理，人社局根据国家政策要求实行预付总额分解到月的规定。

农村的看病是分淡季和旺季的，夏季或春节前后就诊人次比较多；春耕和秋分等农忙季节，去医院看病的人比较少，预付总额分解到月，就会产生不均衡。比如，预付总额为 5 万，但这个月可能只用了 4 万，但再下个月我能就超出了 5 万，原来我们是每季度一平衡，甚至全年进行平衡，但现在不管淡季旺季，这个月超出预付总额不补偿，没用完也不往下月转，这样很不协调。（J 县卫生局局长）

具体到承担着"新农合"医疗卫生服务的一体化卫生室，总额预付、分解到月，也产生了一定程度的弊端。

对于卫生室的诊疗人员，因为门诊总额预付，根据服务人口，诊疗人次，签合率等，按照每人诊疗费 10 元的标准推算卫生室可以报销的总额，如果超出就不给报销，而且一个月一次核算。很多一体化卫生室在这个总额的规定下，报销时每天只能报销看病人数总数的 60% 或 40%，其他的都不能报销。这样就导致有些病号很早就起床排队等待报销，因为去晚了可能就报销不了。另外本身我们农村病源就存在淡季和旺季问题，但就算是在淡季病号少的时候，这种预付可能也是不够的，老百姓对此是有意见的。(T 镇卫生院院长)

因此，"新农合"政策根据定点医疗卫生服务机构的级别设置的不同的报销比例，原意是将基层患者引导到乡镇卫生院就医，盘活乡镇卫生院，分担大医院的医疗压力，实现医疗卫生资源的有效利用，然而在实际操作过程中，却在某种程度上起到了相反的作用。"新农合"当前的付费方式是总额预付，总额预付使得乡镇卫生院在提供医疗卫生服务时倾向于以预付额度为标准，而不是以提高医疗卫生服务的数量和质量为标准，在达到预付额度甚至超过预付额度时，不再有提供服务的动力，会将病人进行转诊分流。

随着"新农合"缴费增多，报销比例增多了，病人认可，资金就开始不够了，咱们田庄只有这一个公立医院，没有私人医院，今年（2014）1～5 月，住院报销数超了 18 万，人社补给了 9 万，领导也很为难，因为很多地方的医院都超出，所以医院医生就会尽可能减少住院，进行分流。(T 镇卫生院院长)

(三) 应对政策复杂性

由于政策在制定中和执行中都存在较为复杂的政策技术，很多政策一方面由于其本身的复杂性而使得政策的目标群体在理解和接受上存在困难，另一方面由于政策目标群体本身的素质问题，其对政策存在过高期望并对具体的政策规定理解较为困难。由于医疗卫生政策的复杂性以及我国医疗卫生政策一直处于一个不断变动和调整的过程中，作为政策目标群体的农村居民对医疗卫生政策的了解程度是十分有限的，这种有限的了解容易引起对政策误解，从而对具体执行政策的部门产生不满。以"新农合"为例，由于"新农合"的报销比例、报销起付线等有着较为复杂的规定，许多农村居民参加"新农合"只知道能"报销"而不知道具体的报销比例，一旦在乡镇卫生院就诊时无法达到起付线而不予报销时就会对制度和政策产生不满，乡镇卫生院作为制度政策的执行者，也就成为直接的不满对象，很多病患认为是"医院不给报销"，从而产生了一系列医患纠纷，为了避免这种纠纷，当医生对患者进行初步诊治后，如果判断患者的医疗费用达不到报销起付线时可能会拒绝接收病患。

在实地调研过程中，笔者曾跟踪观察了一对前来乡镇卫生院看病的母子，母亲表达了想要小孩住院输液的意愿，但是却被医生劝阻，医生对其解释原因：小孩此次住院输液的收费不会超过100元，100元是当前政策规定的报销起付线，所以是无法进行报销的，你们这样看病不划算，如果想要输液可以去县医院，小孩母亲在劝阻中尽管心存疑虑但还是离开了医院。在他们离去之后，进行劝阻的医生谈到，先前曾经有一个病人的医疗费用过低，因为没有达到报销起付线标准而无法进行报销，这名病人进而认为自己被医院所欺骗，质问和纠缠医院为什么不能报销，医务人员不得不反复解释报销规定，但仍然引起了病人的不满，医务人员自身也觉得委屈。因此，在后来的很多诊治中，医生会首先解释报销规定，然后从"划算与否"的经济角度劝阻病人直接前往上级医院，因为上级医院的医疗费用较高，容易达到报销起付线，从而通过分流病患来减少自身的"麻烦"。

（四）应对医患关系

随着消费主义的发展，作为"消费者"的人而不是作为"患者"的人概念的确立，医生被认为是"卫生服务提供者"，因此服务者——消费者的新关系出现了，这与先前强调患者对医生依赖性的医患关系模式直接对立。① 来自消费者对医生的消费压力以及来自政府对医学实践日益增强的控制，导致医生专业地位的下降，医生职业的公众评价以及自身的职业评价都处于较为尴尬的位置，目前层出不穷的"医患纠纷""医闹"等事件也较有代表性的显示出这种尴尬。现有针对医患关系的研究多着眼于城镇，对于乡村的医患关系则较少关注，通常也认为由于乡镇卫生院提供的基本医疗卫生服务和公共卫生服务在医疗技术上要求相对上级医院较低，医疗风险较小，因此不易发生医疗纠纷事件。然而，通过对 T 镇卫生院院长、医生的访谈，以及对患者的访谈了解到，乡村医患关系同样处于一个十分严峻的形式中。一方面，中国农村社会的"半乡土"社会性质决定了中国农村的

① Berkanovic E, Marcus A C. Leo G. Reeder 13 March, 1921—1925 September, 1978 [J]. Social Science & Medicine：part A, 1979：249.

医患关系有其自己的特征，理解中国农村的医患关系必须结合中国农村半现代、半乡土的社会环境和目前中国卫生体制的大背景；① 另一方面，尽管城乡统筹的社会保障体系建设已被提上政策议程，但任何政策的制定、执行都需要较长的过程，在这个过程中，农村医疗卫生政策仍然具有自身的特点，农村医疗卫生服务提供机构和农村患者在政策规制下也有各自的行为方式，从而使得农村医患关系有别于城市医患关系。

1. 农村医疗卫生环境和医患群体的脆弱

尽管在对于乡镇卫生院的职能定位上，其提供的都是较为基础、难度系数较少的基本医疗卫生服务，以及公共卫生服务。然而，相对于上级医院，基层医疗卫生服务机构面对的却是更为脆弱的服务群体，即农村的留守老人群体、幼儿群体，由于这部分群体的身体素质较为脆弱，即使是一些日常性的诊治所引发的正常生理反应如晕血等，都有可能导致危险，进而形成医疗事故。

> 虽然免费查体是个好事儿，但也有弊端，比如查体过程中，晕血，休克了，立刻就要跟医院闹，尤其是老年人，本身又包含恐惧，可能自己身体本来也就不好，但一旦在查体的时候发作，就说是我们查体给查坏了。尤其是像抽血这类项目，又有饮水饮食的限制，老年人身体脆弱，极有可能晕倒什么的，就会找你医院负责

① 房莉杰. 半乡土社会的医患互动：以抗生素使用为例的研究 [C] //清华大学国际传播研究中心：2011 年度中国健康传播大会优秀文集. 2011.

任，我们这发生过好几例这种情况。

再以免费疫苗为例，应该说我们的疫苗质量是过关的，都是经过质检的，但由于人的体质不同，还是可能会有轻微过敏（甚至严重过敏等），一旦发生这种情况，就算我们的医疗事故。还有很多小孩，本身可能就有病，家长也不知道，但是一出事故，如果之前打了疫苗就会来找我们负责。如果按照正规的程序，进行尸解等，在经过程序后如果确定是预防针的问题，国家是有专门的赔偿资金的，但群众不认可这程序，就直接给你医院闹，跟你要钱，就找你医院。因为他们自己知道走正规程序可能会追究到是因为原来孩子就有病，是他们自己的责任，所以就找医院闹。人家属于受害者，弱者，还得同情，上面做思想工作，要我们注意社会影响，协调各方面社会关系，就成了我们医院的问题，本来公共卫生是好事儿，但现在成了我们的坏事，我们医生总是提心吊胆。(T 镇卫生院医生)

2. 农村医患纠纷的激烈性

由于农村经济条件相对较差，农村居民由于相对贫困的生活可能会产生对经济利益的极端追逐，再加之农村半乡土社会的特征，医疗纠纷可能会以更加残酷的方式呈现出来，医患之间的对立可能会更加激烈，甚至惨烈。加之农村法制、治安、媒体等方面的软环境与城市相比存在较大的差距，解决医患纠纷的渠道又更加有限，处于信息弱势的农民可能更倾向于通过利用非正常渠道解决医患纠纷，采取一些极端行为给农村基层医生更大的压力。[①] 有时，在农村医疗纠纷中，患者家属会采取一些带有传统丧礼习俗、迷信色彩的医闹方式，给医生带来巨大的心理压力和伦理道德压力。因此，在农村这种半乡土社会中，即使是"医闹"这种极端行为也仍然要受制于传统、习惯、风俗等结构性因素。并且，由于农村这种熟人——半熟人社会的特点，关系网络成为一个很重要的动员机制，患者由此得到较多亲戚乡亲的支持，使得一个家庭事务上升为一个集体事件。

> 医闹吧，小闹的话就让你没有办法正常工作，堵住大门不让人进什么的，严重的时候他们能召集村里几十口子人来医院，见到医生就凶，谁敢说句话就骂你，我有视频，你可以看，把火纸呀，纸人呀，棺材，全都抬到医院来，乱砸，胡闹。(T 镇卫生院院长)

> 看过一个小孩，打了预防针，七天后得了一种肺炎，让她家里带孩子转诊去市里医院看，不去，非在乡镇卫生室输液，死了，然后都埋了好几天了，又挖出来把尸体抱到医院让医院赔钱。(T 镇卫生院医生)

为了应对医患关系产生的各种纠纷、预防医闹，乡镇卫生院也采取了各种策略，这种策略也导致了一定程度的病患分流。

> 一旦发生医闹是自己来负责的，上头没有钱，所以医

---

① 董香书，Proochista Ariana，肖翔. 中国农村医生离职倾向研究——基于工作收入、医院管理与医患关系的实证分析 [J]. 经济评论，2013 (2)：30–39.

生宁肯少看一个病号也不愿冒风险。(T镇卫生院医生)

为了预防病人闹，有稍微重的病，我们就动员他走，一是我们药不行，二是很多病号素质太差，说地都特别爽快，什么死了也不找你们负责，可万一死了，他就不记得自己说的话了，就跟你闹。(T镇卫生院院长)

我们出台了签字措施，比如，每次连打个针都得让他们签字确定"没事儿吧"，但也白搭，一旦出了事故，还是找我们医院负责。(T镇卫生院护士)

之前有个病号死到我们这了，要我们赔偿，我们说走尸检查明原因，他们不同意，带人来医院堵了我们的门，后来我跟公安局局长汇报的，又联系了乡里分管的领导，我们公安局局长带着其他三个局长一起来处理的，我们医院得开门呀。(T镇卫生院院长)

在面对可能发生或已经发生的医疗纠纷时，卫生院主要有三种行为选择：直接拒绝接收病号，出台一些预防防范措施，求助于公权力。这些行为选择是一种受制于社会结构的行为，然而在访谈中，卫生院之所以选择采取这些行为方式，充分显现出了其主观的建构性。

比如，有时候我们主张进行尸检，一方面是因为，我们有信心的，如果查出来不是我们的问题，他们(患者)没话可说；另一方面就是觉得，他们不敢、也不愿尸检，这事儿闹一闹就能不了了之了。(T镇卫生院院长)

吉登斯认为，结构并非是人行动的外在之物，而是人们在行动时可以利用的规则和资源。"规则"是指行为的规范，它可以为行动者提供相关的方法论与技术，被行动者策略地利用；"资源"分为权威性资源和配置性资源，行动者在利用资源时，就等于是拥有了权力，可以动用权力改变他人的行为，从而行动者具有了改变社会结构的能力。① 可以说，规则是行动者知识能力的一部分，尽管同样受到结构性的约束，但相对于患者来说，卫生院不但懂得规则，而且懂得如何来利用规则和资源为自己的行动服务。对于卫生院来说，尽管其认为自己都是"按照规定"采取的各种行为选择，然而其行为策略并非完全是因为卫生院具有较强的政策、法律、法规意识，而是如访谈所显示，含有将政策规定当作一种震慑工具的意图，即用各种政策规定来震慑病患，使病患家属意识到法律程序的复杂性、严格性而减少医疗纠纷。隐藏在这种平息纠纷的行为策略背后的恰恰不是对法律公平、平等理念的深刻理解，而是试图利用自己的信息、知识优势借助于公权力来压制个体行为。

二、基层医务人员工作积极性降低

乡镇卫生院在我国农村卫生服务体系中的地位与功能曾经在学术讨论和实践培训中获得过广泛的讨论，乡镇卫生院是我国农

---

① 何海兵. 实践理论与实践社会学方法探析 [J]. 天府新论，2008（2）：100 - 104.

村卫生服务体系的重要组成部分，在保障广大农村居民基本医疗卫生服务发挥着重要作用并获得广泛的认同，乡镇卫生院医生作为基层医疗卫生服务的第一线人员，在农村的半乡土和熟人社会里也通常是受人尊敬的职业。然而，随着医疗卫生服务领域的各种各样的变化以及医疗卫生政策的不断变化，乡镇卫生院及其医务人员的工作态度也随着其工作内容、工作方式的变化而变化，这种工作态度的变化可以说是医务人员针对医疗卫生政策的一种行为取向和行为表现。

"态度"作为一个心理学名词，是指主体对某特定对象进行认知、评价并做出情感价值判断而形成的心理倾向，医患双方在互动过程中的态度和行为会彼此产生影响，作为利益相关者的医疗卫生服务提供方的态度和行为会影响到患者享受医疗卫生服务的满意度，影响医疗卫生服务的质量。以个体的消极低落情绪和工作积极性的下降为手段，通过自身的不配合，完成对政策的应对，同时又表达出自身的不满，是乡镇卫生院医务人员在政策规制下对政策产生反应的一种不违背规定的类似于消极抵抗的从而应对问题的行为策略，具体表现为两方面，即工作满意度的降低，以及流动心态的存在。

（一）医疗卫生服务态度

医生职业是一种情绪劳动，所谓情绪劳动，即是员工通过"管理自己的情感来建立一种公众可见的表情和身体展示，从而获得报酬的劳动方式"。情绪劳动会在很大程度上影个体的身心健康,个体如果较长时间处于高强度的情绪性工作状态中,并且身心能量无法得到及时的补充或者修复,就容易导致情感冷漠和情感枯竭,并倾向于在工作情境之外甚至工作情境之中都表现出缺乏耐心和缺乏自控能力的破坏性行为。在"生物—心理—社会医学模式"下的临床一线,医疗卫生服务由"以疾病为中心"向"以患者为中心"转变,医务人员解决患者的疾病痛苦,不但需要凭借药物或手术,还需要帮助患者分担和减轻精神痛苦,而患者满意理念下期望的医疗卫生服务质量,除了包含对治疗效果的期待,还包含对就医环境、信任感以及人性化等因素的期待,这就要求医者应具备"生物—心理—社会"医学思想和技能。① 当面对生存质量甚至生命受到威胁的患者群体的病痛和疾苦时,医生应当发自内心地同情患者的处境,理解患者的痛苦,从而表现出医生职业需要的抚慰情绪,即使有时受其他情绪事件影响无法从内心深处产生同情,也应当从自身职业道德出发,调节自己的内在认知,唤起心中同情、支持的感受,抑制与之相互冲突的感情,并表现出情境需要的情绪。② 然而,根据当前研究,我国目前正进入工作倦怠高峰期,而医务人员的工作倦怠程度位居第二位。一方面,患者乃至整个社会都对医生具有极高的期望值,将生存以及健康的希望寄予医生,较高的期望值必然导

---

① 张宜民. 城市公立医疗机构医生工作满意度、职业倦怠与离职意向关系的模型研究 [D]. 上海:复旦大学, 2011.

② 王慧, 杨敏, 高伟, 等. 护士情绪劳动表现策略与工作倦怠相关性分析 [J]. 护理学杂志, 2008, 23 (3): 1-3.

致高的工作压力；另一方面，医务工作是高强度的技术型工作，长期处于这种高强度之下容易使人产生工作倦怠和情绪麻木，从而对患者缺乏同情心。①

　　医疗卫生体制的改革，实质上就是缓解政府、服务提供者、患者、保险机构、药商等多方利益冲突而寻求平衡点，在这个复杂的关系网中，公立医疗卫生服务机构的医生作为利益相关集团对改革成败起着至关重要的作用，承载着巨大的职业压力，因此，在保障广大患者健康需求的同时，对他们的身心健康利益诉求也理应得到重视和支持。2009 年"新医改"方案中《中共中央国务院关于深化医药卫生体制改革的意见》中有一系列条文都涉及提高基层医务人员满意度和积极性，如，要转变基层医疗卫生服务机构的运行机制，建立规范且高效的医院管理体制以及运行机制，从而有效调动基层医务人员的工作积极性；要建立可持续性发展的人才保障机制，保障基层医疗卫生服务机构人力资源的充沛性；要优化基层医务人员的执业环境和工作条件，保障医务人员的合法权益，从而鼓励医务人员改善服务质量和提高工作效率的积极性等。这些规定都体现了对基层医务人员的工作满意度等主观态度方面的重视程度。卫生部等六部委于 2010 年 1 月发布的《关于加强卫生人才队伍建设的意见》中也有"要建立和完善符合卫生人才发展的内在规律、充满生机和活力的人才工作机制，努力造就出品德高尚、技术精湛以及服务优良的卫生人

①　钱兴平，丁宏，徐寅．安徽省乡镇卫生院卫生服务人员工作满意度测量［J］．安徽医学，2012，33（3）：349－351．

才队伍"的内容，由此可见，调动基层医务人员的工作积极性，提高基层医务人员的工作满意度，降低基层医务人员的情感损耗程度，同样是农村医疗卫生政策制定和执行的重点方面。

（二）医疗卫生服务态度降低

1. 绩效考核制度存在问题

J县乡镇卫生院属于差额补助事业单位，一方面，其实际工资水平与当地的财力情况具有极大相关性；另一方面，其工资制度实行绩效工资，绩效考核对于工资水平同样具有较大关联。根据1998年国务院颁布的《事业单位登记管理暂行条例》，国家为了实现社会公益目的，由国家机关举办或者其他组织利用国有资产举办的，从事教育、科技、文化、卫生等社会活动的社会服务组织即"事业单位"。① 事业单位经由政府机关批准方得以设立，其工作人员一般归属于事业编制，单位经费来源则主要依靠各级财政的拨款，根据财政补贴的比例，事业单位又可以分为全额拨款事业单位、差额拨款事业单位、自主经营的事业单位三种。事业单位大约占了全国财政供养人员的70%，是各级财政的重要负担，然而与其所占财政比例之高形成对比的则是，群众对于文教体卫等公共服务的服务质量和服务效率一直处于较低的评价，这种较低的公共服务水平也构成事业单位工资制度改革的重要原

---

① 陆学艺，顾秀林. 中国事业单位人事制度改革研究［M］. 北京：社会科学文献出版社，2008.

因。事业单位试图通过绩效考核制度，来激发出工作人员更好的工作质量，从而提供高质量的公共服务。在基层"新医改"中，乡镇卫生院实行绩效工资制也是政府试图理清公立医院管理模式和管理制度的举措之一。实行绩效工资制，对于个人来说能够充分体现自身的劳动价值和工作技能；对于单位来说有助于调动和激励个体潜能的挖掘，对于整个宏观层面来说则能够提高公共行政和社会公益服务的整体水平，促进整个社会劳动分配改革。①然而，由于绩效工资制本身的特点以及事业单位的特点，在事业单位实行绩效工资也存在着一定问题。

首先，事业单位所提供的多属于服务而非产品，对于服务来说，除了质量，还需要讲究态度之类的感性因素，这类因素比较难以实现量化，而且，绩效管理根据程序和制度、依据精准的绩效指标来衡量和考察，使得原本很大程度上基于责任、信任的服务沦为细微琐事，减弱了服务的人性化，这种人性化的减损甚至可能与其激励性相抵触，有可能得不偿失。其次，事业单位的行政特性使得对于工作人员的严格奖酬或制裁比较难以进行，由于传统人事上的限制，组织内部相对缺乏竞争性，绩效考核容易沦为形式，在考核过程中倾向于选择最不会引起争议和维持和谐的考核方式，形成寻求组织成员一团和气、避免绩效伤人的局面。再次，绩效管理和绩效奖酬挂钩，会使得单位或个人为了增加自身绩效而忽视组织目标，即只完成绩效考核的工作而漠视其他应

---

① 宋伟. 我国事业单位绩效工资执行中的问题与消解对策研究［D］. 西安：西北大学，2014.

当完成的任务,绩效衡量的指标成为真正组织目标的替代品,绩效考核不再是组织实现其终极目标的手段,转而成为目标本身。最后,事业单位的绩效考核实施的过程中还会对组织成员产生情绪上的非预期影响,使其产生焦虑、紧张的情绪,甚至会产生强烈的挫败感,继而也就很难真正提升自身的工作效率。

T镇卫生院在工资制度上也实行绩效考核,而通过访谈,并结合当前对于绩效工资的研究,纵观乡镇卫生院的"绩效考核"问题,无论是上级部门对乡镇卫生院绩效的考核、乡镇卫生院对村卫生室的绩效考核以及乡镇卫生院本身对内部医务人员实行的绩效工资制度,都存在着上述问题。

> 我一直就干护理,以前上学卫校老师也教过,病人又都是一个乡里的,我觉得责任心呀服务态度技术呀,还是有的,本来干得好好的,后来啥都给你规定上得怎么样怎么样,跟考试似的,心里怪不得劲的。(T镇卫生院护理人员)

> 现在工资实行绩效,也不按照工龄,也不按照职称,我上班31年,拿工资的话,跟人刚来医院的小年青一样按照上面拨款,能有什么积极性呀。(T镇卫生院护理人员)

> T镇的几个村庄比较远,咱们归属巨野,但好多小孩就去嘉祥去,就影响咱们这的接种率,建卡率,比如姚庄什么的都去,但人口统计又归属我们这里,一考核就容易达不到标准。(T镇卫生院公共管理人员)

2. 乡镇卫生院医生收入较低

从整体上看，乡镇卫生院改革后，乡镇卫生院医生的收入从总体上看还是有一定程度的增长的，然而由于物价水平的不断提高、各行各业整体工资水平的相继提高，乡镇卫生院医生的工资待遇较低问题成为影响乡镇医务工作人员工作积极性的重要原因。根据 J 县 2013 年的数据统计，J 县乡镇卫生院医生的工资标准为：高级职称平均档案工资 3858 元/月，中级职称平均档案工资 3236 元/人，初级职称平均档案工资 2760 元/月。而在访谈中，县卫生局局长认为 2400 元/月基本为近年来乡镇卫生院医生的实际平均工资水平，根据当年 J 县统计公报的数据，其实城镇居民的月工资收入为 1558 元/月，农村居民的月工资收入为 786 元/月，尽管乡镇卫生院医务人员的月工资收入相对于这两者幅度较高，但无论是县卫生局的领导、卫生院院长，还是接受访谈的医院医生都认为，基层医务人员的工资收入与其劳动付出不成比例，与其受过的专业训练和人力资源投资不成比例。

> 改革之前乡镇医院工资平均水平在 800～900 元，目前在上级补助和配套资金下可以达到 2400 元左右，当然和县级事业单位还是有所差距，但与原来相比，收入还是有所提高的。(J 县卫生局局长)。

> 国家改革的方向是好的，但对乡镇医院来说，特别是对专业技术人员，报酬激励体现不出来，这样在分配改革机制上，比如，普通农民还能一天在外边搭个泥水

工还能挣 100 块钱，但咱们现在的收费价格没有改革，仍然延续从前的价格，各方面价值体现不出来，服务费的收费价格，比如护理费，在那伺候照顾一天就 1 块钱，当一天保姆就能挣多少钱？（T 镇卫生院院长）

而当乡镇卫生院医务人员将自身的薪资报酬以及福利待遇与上级事业单位或者其他事业单位部门如教育部门人员进行相互对比较时，这种不满程度就会更加深重。

"新农合"对老百姓确实是好了，但是对我们基层医院真是不行呀，和上级医院进行比较，人家上级医院光皮试就 10 块钱，我们呢？挣钱太少。（T 镇卫生院护士）

上班前两年，国家还全额拨付工资，那时候工资少，30 多块钱，但是全额工资，从此之后再也没拿到过全额工资，档案工资是多少就发给你多少的事儿再也没有过这样的待遇，都是低于档案工资。（T 镇卫生院护理人员）

（三）医务人员工作积极性降低

1. 对福利及薪酬满意度较低

与城市基层医疗卫生服务机构相比，乡镇卫生院工作环境和工作条件较差，薪资水平和福利保障水平偏低。多年来由于财政投入不足，乡镇卫生院一直面临着基础设施、医疗设备发展的压力，自筹发展经费又影响了医务人员的福利及薪酬；医疗卫生市场的竞争等因素导致了患者的流失，乡镇卫生院在农村医疗卫生服务体系中的中间枢纽作用难以发挥，影响了卫生院的业务收入；乡镇卫生院的工作环境较差，现有的人员晋升条件要求给卫生服务人员很大的压力，抑制了医务人员的工作积极性。[①] 在现场访谈中笔者注意到乡镇卫生院负责人对基层卫生服务人员的福利及薪酬的抱怨。

> 工作量增加了，但收入没增加。国家限制我们收费，比如来一个病号，做青霉素试验，中间加的各种小针都不让收钱，不让收钱，你拨付给工资呀，不给工资，又不让收费，所以大家也都没积极性了，也就不愿意学习了，学习有什么用呀。(T 镇卫生院医务人员)

> 我们这的田科长 90 年代就是中级职称，由于乡镇副高很少，按说她也能进副高了，她业务水平很高，但工资很低、护理、扎针之后，观察、换药，一次诊疗费8 块钱，我们实行零差价，药品利润没有，新农合补充我们诊疗费 8 块钱，输液补充 2 块钱。你想想，输液，从开始输液到观察，到护理，需要 5 个小时左右，就 2块钱，当然国家可能有困难，钱少，但你说职工心理能平衡吗？出去理个发吹个头至少也得 10 块钱吧。(T 镇卫生院副院长)

---

① 钱兴平，丁宏，徐寅. 安徽省乡镇卫生院卫生服务人员工作满意度测量 [J]. 安徽医学，2012, 33 (3)：349-351.

2. 工作成就感较低

基层综合新医改后，基层医疗卫生服务机构医生的工作状态发生了改变。首先，大量病人转诊流向二级以上综合性大医院，乡镇卫生院的医生压力大在工作量上有所转移。其次，乡镇卫生院医生部分工作内容也发生了改变，如卫生服务模式发生转变，增加基本公共卫生服务内容，以治疗为主的医疗风险压力相对得到减小等。由于疑难重病的抢救与治疗工作比重有所降低，以及整体诊流量的降低，基层医疗卫生服务机构医务人员的工作成就感有所降低，其中学历高的医生成就感尤其降低，一方面有可能造成人才留不住，另一方面则有可能影响高级人才工作积极性的发挥。

> 其实你说大医院治疗效果好，大夫技术好，当然人家可能是好，但我就觉得我们最吃亏的还是药少，设备不够好，真有人家大医院那样的条件，有些病咱们这的（大夫）未必给他看不好。我就记得以前，农村有个啥喝药的，上吊的，送到咱这急救，咱治的挺好的，但现在弄的，好像俺也就能治个感冒发烧的，可能还觉得俺治不利落，总叫老百姓觉得咱这的人都怪无能的。（T镇卫生院医务人员）

3. 自身职业评价较低

在定性访谈中，医务人员对自身的职业评价、患者对医务人员的职业评价都比较低。尽管新的医改政策使得竞聘医务工作人员在程序上更加科学化和现代化、保障农村患者享受医疗卫生服务权利方面更加制度化，然而无论是农村患者还是乡镇卫生院医务人员都存在一种怀旧情绪，农村患者怀念那些不用担心看病问题的日子，而医务人员的怀旧情绪一方面表现在曾经的职业自豪感上，另一方面表现在从前的无差别对待上。可以说，这两者评价的合力共同导致了医务人员的自身职业评价较低。

当前整体紧张的医患关系成为医生自我职业评价较低的重要原因。由于农村病患的经济条件相对较差，对医疗卫生费用会更为关心，存在强烈的资金担忧和对医生不信任的心理，这种担忧和不信任也激起医务人员的态度反弹。农村病患由于受教育不高，综合素质偏低，入院就诊后稍不满意就认为医务人员没有对其足够重视，进而满意度下降，医务人员则反过来认为病人故意苛责。农村病患对医疗医药知识缺乏了解，医务人员由于自身专业知识又存在一定的优越感，两者沟通时会存在障碍，彼此会产生厌倦和烦躁情绪，从而增加了医患矛盾发生的可能性。① 基层医务人员工作待遇和福利较低已成为社会共识，在市场经济的大环境下，自身经济利益实现不足容易使其对自身的职业评价降低，这种消极情绪也会影响医患互动和医患关系。

> 以前都觉得我们医生是受过教育有文化的人，老百姓也都尊重我们，现在老百姓也不把我们医生的话当回

---

① 许兵，石宏伟. 构建农村和谐医患关系的困境及对策研究 [J]. 特区经济，2012 (11)：160 – 162.

事了，诊断的时候经常就讲些自己的道理，你说他们不懂，他们又讲的头头是道，你说他们真懂吧，一出点什么问题就又全赖在医生身上。(T 镇卫生院医生)

我们连一般打工的都不如，干的活还有风险，国家规定一个病号一天不能超过 10 块钱，这 10 块钱还包括医生的诊疗费，冒着医疗风险，一天每个病号上也就挣几毛钱，还那么大风险，显示不出医生有什么优越性，心里不痛快。(T 镇卫生院护理人员)

4. 流动心态的产生及发展

由于工作中的情绪倦怠和工作满意度的降低，有相当一部分乡镇卫生院的医务人员产生了或多或少的流动心态，并且受工作环境、单位制度等因素的影响，这种流动心态又呈现出了自身的特点。

药品又不赚钱，医疗设备也没有，收入很少，工资低，很多卫生人员存在外流心态，这种流动倾向主要是去私人医院，因为工资比较高，去上级医院的话，都想，但是上级医院活多，也难进编（制），也就想想。(T 镇卫生院副院长)

不过怎么说呢，这种流动心态也多是停留在倾向，因为虽然私人医院工资高，但是同时也辛苦，有些医生护士年龄也大了，不想折腾了，再说比他们私人（医院），我们相对还是清闲的，也都有编制，所以综

合考虑下来，并没有太多真正去实现外流。（T镇卫生
院院长）

首先，以往研究大都认为薪酬是决定专业技术人员流动的重
要因素，对我国公立医院流动现状及其影响因素的相关研究也发
现，大多数被访问者认为收入是影响人员流动的最主要因素[1]，
在定性访谈中，通过对医务人员的访谈也从经验上证实了这一
点。其次，编制是影响基层医生流动的另一个因素，相对于私立
医院，公立医院的编制成为影响医务人员流动的重要因素，编制
内人员通常会继续留在院内，虽然可能会有流动心态的存在，真
正将流动付诸行动的更多的是非编制内人员。再次，职业前景是
影响乡镇卫生院医务人员流动的因素之一，由于当前乡镇卫生院
的医务人员有相当一部分已经处在中年左右的年龄阶段，这个年
龄阶段的人对自己的未来职业发展在进取心上有所丧失。

三、小结：乡镇卫生院的行为

乡镇卫生院作为基层综合新医改的主要改革对象，是农村医
疗卫生政策对政策目标群体即农村患者发挥作用的媒介，乡镇卫
生院及其医务人员为了维持和追求自身利益，面对"新医改"
政策所采取的行为策略对"新医改"政策的执行效果有着重要

---

① 韩蕾. 我国公立医院人员流动现状及其影响因素研究［D］. 济南：山东大
学，2008.

影响。在政策规制之下，乡镇卫生院的行为目标主要包括以下几方面。第一，按政策规定为乡镇区域范围的农村参保居民提供医疗卫生服务。第二，根据上级考核规定，完成上级部门的考核任务。第三，在政策规制之下尽量实现自身的利益最大化。

通过对 T 镇卫生院的实地调查和深度访谈，可以看出，在实际运作中，乡镇卫生院为实现其自身目标有着以下几方面的行为取向。首先，利用自身的医疗知识信息优势，在估算了自身的风险指数和收益指数后，分流病患，将病患推向上级医院和私立医院，用以规避医疗风险或获得其他收益，这种分流病患与医疗卫生政策试图将基层病患留在基层卫生院的初衷是相悖的，既无益于乡镇卫生院的发展，又造成上级医院的病源过度，（在访谈中，许多基层医务人员都表示，所谓"看病难"更多的表现在上级医院，但对于乡镇卫生院来说，并不存在这一情况），是一种医疗卫生资源的浪费。其次，医务人员规避或者回避政策进行消极抵抗，用自身工作态度积极性地降低来应对工作环境较为艰苦，薪资待遇较低等情况，然而，尽管对自身的工作状况有着诸多不满，由于编制等因素的作用，乡镇卫生院医生的流动问题却更多成为一个讨论大于实际行动的问题，乡镇卫生院医生在权衡之中做出的实际流动并不明显。这种想流动而不能、不敢流动的状态既是医务人员根据当前的各种情况综合考虑后作出的理性选择，另外也产生了很多问题。首先是由于受到固定编制影响，无人流出也就无人流进，没有新生力量的注入更新人才队伍；其次是这种僵持、焦灼状态会进一步加剧"混着吧""凑合吧"的心理，从而进一步降低工作满意度，影响医疗卫生服务质量和医患关系。

　　因此，尽管政府在基层医疗卫生机构设置上通过政策和财政上予以了极大重视，力图将基层社区乡镇医院、诊所、卫生站打造成非营利性单位和"公共品"，然而这种表面上公益性的回归，一方面使得乡镇卫生院及其医务人员自身的利益受到削减，从而导致其采取相应的行为的策略来尽量维护自身利益；另一方面在实际上并没有完全满足农民的医疗卫生服务需求，乡镇卫生院因为政策定位下服务能力较低以及自身实际的服务能力的有限，其提供的医疗卫生服务仍然存在问题，农村医疗卫生政策并没有真正实现其目标。

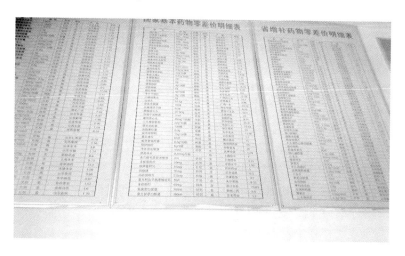

图 4 - 1　T 镇卫生院宣传栏张贴的基本药物目录

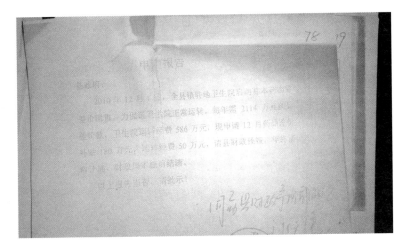

图4-2　一张基本药物制度财政补偿申请表

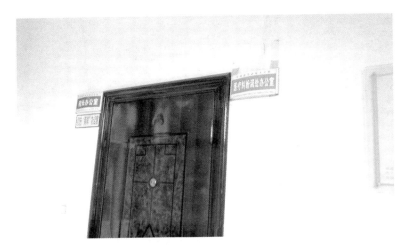

图4-3　T镇专门设置的医疗纠纷处理办公室

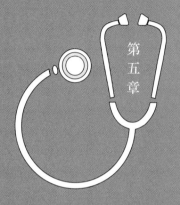

第五章

列席行为之——政府及相关部门的行为

如果一项政策为许多国家所采用，或者在一个国家中得到长期不懈的贯彻，那么我们完全有理由相信人们熟知这种政策的效果，并且渴望得到这种给效果。

——乔治·斯蒂格勒

一、制定本地具体执行的政策

（一）对政策的"变通"和"通变"

2009 年 4 月，中共中央国务院颁布了《关于深化医药卫生体制改革的意见》，提出要全面建立健全覆盖城乡居民的基本医疗卫生制度，从而为广大人民群众提供安全、有效、方便、价廉的医疗卫生服务的医疗卫生体制的改革总目标。

由于中央政府的纵览全局性，相对于地方政府制定的公共政策，中央政府所制定的公共政策通常具有宏观性的特征。一方面，中央政府出台一项公共政策之前需要对政策所涉及的相关部门进行各种协调以及均衡，由此最终出台的政策文本多采取指导性以及宏观性的表述，而非具体的细节性的规定。另一方面，由于中央政府制定的宏观层面的政策最终是要落实到基层，而在整个落实的过程中实际上是基层地方政府对国家级政策一次次政策再细化和再规划的过程，基层地方政府会根据自身的地方性知识、地域的特殊性以及地区性利益运用对中央政府政策进行具体化处理，从而形成形态各异的公共政策，由此产生了政策的层级性表现。① 因此，虽然中我国的改革是在中央集权的政治体制下进行的，但对于绝大部分改革来说，中央政府很少采取"一刀切"的强制性命令方式，而往往是只提供"政策性"的引导，让地方政府结合本地实际情况贯彻实施，由此，从中央到地方，政策也就经历了一个层层传递和变化的过程。对于公共政策的这种层级性特征，地方政府往往通过对政策的变通和通变来实现政策的具体执行和落实。

"变通"是指政策执行者在制度实施过程中，在并未得到政策决定者的正式准许、没有改变政策正式程序的情况下自行改变原政策中的某部分，从而自上而下的推行一套经过改变的政策安排的运作方式。② "变通"后的政策与原政策保持着形式上的一致，或包含明确的操作性内容，或采用与原政策相同的话语系统，但仍然受与这套话语相联系的意识形态等因素的约束。而通变则是即一个已经获得上级政府的认可、确立了合法性的新政策是如何被逐步落实和执行的过程。因为经过变通获得合法性的新政策还需要经历一个推广和实施的过程才能被政策的目标群体所接受，进而才能成为一个真正有效的政策安排，或者说成为真正的社会事实。这一过程是在政策的方向和政策目标已经基本确定的情况下着重于如何适应不同地区的具体情况，细化政策安排的

---

① 贺东航，孔繁斌. 公共政策执行的中国经验 [J]. 中国社会科学，2011 (5)：61 – 79.
② 贺东航. 当前中国政治学研究的困境与新视野 [J]. 探索，2004 （6）：52 – 55.

具体内容，并通过不断的结构调整，最终将政策由条文变为现实。① 在"新医改"过程中，为了配合中央出台的"新医改"政策，在中央政策文件的基础上，各级政府分别从自身的地域性限制出发，出台了相关的政策文件从而实现政策目标。

县处在国家与社会相连接的关键位置，它是自上而下的意志贯彻与自下而上的意志表达的汇集点，因此，县委与县政府对于政策的具体落实和实际执行具有重要意义。一方面，在建制方面，县政府基本具有中央政权的所有建制，可以设立相应的各个部门来分管执行政策；另一方面，在压力平衡方面，由于省级政府和市级政府处于政府级别的中间位置，通常不会直接面对矛盾，县级政府是压力和矛盾的聚集点，成为整个政权级别中敏感的神经末梢。由于县级政府是可以与公民保持密切接触的一级政府，因此它对政策的可执行性、如何执行、执行效果等如何具备极高的敏感度，这种敏感度不但有利于其对政策的适当变形，而且有利于收集政策执行信息进行政策反馈，从而用于改进完善政策。

由于我国各个地区经济发展水平参差不齐，社会政治状况发展各异，以及人口基数巨大，并且整个医疗保障领域的立法也不够完善，宏观性的指导政策必须结合当地的社会政治经济情况才能具有执行的可能性，因此对于一项出台的中央政策，其余各级政府的首要行为方式即是如何来具体化政策，制定本域的政策。具体到农村医疗卫生政策。一方面，由于我国各个地区之间、城

---

① 刘玉照，田青. 新制度是如何落实的？——作为制度变迁新机制的"通变"[J]. 社会学研究，2009（4）：133–156.

乡之间由于自身经济社会政治状况不同，其所拥有的医疗卫生资源也各有不同，统一的宏观的医疗卫生政策并不适合这种多样性。另一方面，由于医疗卫生政策具有自身额特殊性和复杂性，其具体的执行和操作具有较大的技术性要求，且我国的医疗卫生政策一直处于一个不断变动的过程中，因此其如何执行，基层地方政府更是起了极其关键的作用。为了完成"新医改"目标，J县政府也在中央政府政策以及省市两级政府政策文件的指导前提下根据本县的情况印发一系列文件来落实各项具体的改革措施。而且在定性访谈过程中，即使是对于这些已经具体化的政策，在实际的执行过程中，县卫生局和县人社局的领导也表示仍然具有一定程度的灵活性，他们将这种灵活性称之为"土法子"。

　　以基本药物政策的执行为例，山东省政府在发布《山东省推行国家基本药物制度的实施意见》（2009）规定：先在全省27个县（市）的基层医疗卫生机构实施基本药物制度，但这些县（市、区）实行一体化管理的村卫生室是否纳入实施范围，则暂时并不做统一规定，各地可根据情况自行确定。而在基本药物目录方面，同时发布《山东省增补药物目录》，在当时国家规定的307中基本药物种类的基础上增补216种药物作为本省当时所使用的基本药物。而且，除了国家卫计委、劳动保障部制定的国家统一目录，很多省级甚至地方政府都会根据本地不同的医保筹资和报销水平在全国统一基药的目录上增加相关药物的品种。再以一般诊疗费的收取规定为例，山东省政府发布《关于贯彻国发办【2010】62号文件建立健全基层医疗卫生机构补偿机制的实施意见》（2011）规定，对于一般诊疗费的收取，需要根据现价格管理政策，以及省物价局等相关部门的意见上，并参考全国平均水平分地区、分级别制定。此文件下发到县之后，J县政府制定了《J县人民政府办公室关于加快推进全县基层医疗卫生机构综合改革的实施意见》（2011），对于一般诊疗费的收取规定演变为"在县物价等部门根据省级文件规定的基础上制定一般诊疗费的支付标准"。由此可见，对于中央政策，下级政府会做出一定程度的变动来适应本地情况，同时保留一定程度的灵活性，供再下一级别政府来执行。

表5－1　山东省"新医改"相关政策文件

发布时间（年）	发布部门	政策文件名称
2010	鲁政办	山东省人民政府办公厅关于印发山东省推行国家基本药物制度的实施意见的通知
2010	鲁医改组	山东省深化医药卫生体制改革领导小组关于印发《山东省实施国家基本药物制度工作考核暂行办法》的通知
2011	鲁政办	山东省人民政府办公厅《关于贯彻国办发2010.62号文件建立健全基层医疗卫生服务机构补偿机制的实施意见》
2011	鲁编办	山东省机构编制委员会办公室等三部门关于印发《先行实施国家基本药物制度县、市、区、乡镇卫生院机构编制管理意见》的通知
2010	鲁人社发	山东省人力资源和社会保障厅等四部门《关于先行实施国家基本药物制度基层医疗卫生服务机构人事制度改革的指导意见》
2010	鲁政办	山东省人民政府办公厅关于印发山东省基层医疗卫生服务机构基本药物集中采购实施办法（试行）的通知

表 5-2　山东省 H 市市级"新医改"相关政策文件

发布时间（年）	发布部门	政策文件名称
2011	H 政办	H 市人民政府办公室关于推进全市基层医疗卫生服务机构综合改革的实施意见
2011	H 政办	H 市人民政府办公室关于贯彻鲁政办发 2011 年 12 号文件建立健全基层医疗卫生服务机构补偿机制的实施意见
2010	H 人社	H 市人力资源和社会保障局、菏泽市财政局、菏泽市卫生局关于印发公共卫生与基层医疗卫生事业单位绩效工资的实施意见的通知
2010	H 人社	H 市人力资源和社会保障局、H 市卫生局《关于做好基层医疗卫生服务机构人员竞聘上岗等有关问题的通知》
2011	H 卫人发	关于印发《H 市基层医疗卫生服务机构绩效考核办法（试行）》的通知
2011	H 卫办发	H 市卫生局《关于建立全市卫生系统基层医疗卫生服务机构综合改革包保责任制的通知》
2011	H 价费	关于制定基层医疗卫生服务机构一般诊疗费收费标准的通知

表 5-3　山东省 H 市 J 县"新医改"相关政策文件

发布时间（年）	发布部门	政策文件名称
2011	J 政办	J 县人民政府办公室关于进一步加强乡村医生卫生队伍建设的通知
2012	J 政办	J 县人民政府办公室关于印发 J 县加快推行村卫生室实施国家基本药物制度工作方案的通知
2012	J 卫等	关于建立全县推行村卫生室实施国家基本药物制度承包保责任的通知

发布时间（年）	发布部门	政策文件名称
2012	J合委	J县2012年新型农村合作医疗统筹补偿方案
2012	J合委	J县新型农村合作医疗门诊统筹和一般诊疗费总额预付管理办法
2011	J政办	J县人民政府办公室关于加快推进全县基层医疗卫生服务机构综合改革的实施意见
2011	J政办	J县人民政府办公室关于贯彻荷政办发2011年34号文件建立健全基层医疗卫生服务机构补偿机制的实施意见
2011	J人社	县编委关于乡镇卫生院、社区卫生服务中心机构设置和人员编制重新调整核定的批复
2011	J政办	J县公开竞聘基层医疗卫生院院长（副院长）社区卫生服务中心主任（副主任）实施方案
2011	J人社	J县基层医疗卫生服务机构人员竞聘上岗实施办法
2011	J人社	关于妥善做好基层医疗卫生服务机构未聘人员安置办法
2011	J卫	关于重新核定乡镇卫生院、社区卫生服务中心岗位设置方案的批复
2011	J卫等	J县卫生局、财政局、人社局《关于J县基层医疗卫生服务机构绩效考核办法（试行）的通知》
2011	J卫等	J县卫生局、财政局、人社局《关于公共卫生与基层医疗卫生事业单位绩效工资的实施意见》
2011	J合委	J县合管委《关于对基层医疗卫生服务机构一般诊疗费试行"新农合"补偿的通知》
2011	J卫发	关于印发《J县基层医疗卫生服务机构实施基本药物制度（试行）的通知》
2010	J卫发	J县卫生局关于申请实施国家基本药物制度补助申请报告、拨款凭证、分配方案
2010	J卫发	J县基本药物制度培训方案

（二）应对政策"内输入"的策略

在西方的民主社会中，社会力量本身就是十分强劲的一种存在，并且能够形成独立自治的利益集团，并获得利益表达方面的合法性和空间平台，而中国国家体系高度发达，社会力量却相对弱小，前者相对于后者始终居于强势地位。改革开放以来，虽然国家力量逐步退出了一些领域，社会由此获得了一定的发展空间，国家也一直在进行"小政府，大社会"的改革，但国家仍掌控着政治和公共领域，"强国家"的特征并没有改变。在这样的政治体系中，由于独立开放的公共领域和话语平台的缺乏，无论是公民的利益表达还是社会组织的利益表达，都很难通过制度化的渠道对政治精英群体产生实质性影响，非政治领域的社会成员即使有众多的利益要求，也无法通过自身力量输入政治系统当中。所以，决策过程中的利益要求并不是由政治体系外部输入到政治体系之中，而是更多的由权力精英自身来进行利益要求的输入，即"内输入"，这种"内输入"既是当代中国政治过程中利益表达与综合的主导形式，也是中国特色的利益输入模式。① 在基层"新医改"中，具体政策的制定和执行也呈现出显著的权力精英的内输入色彩。

"新农合"的管理归属问题，涉及一个监管问题。

---

① 刘伟，吴友全. 论中国政治过程中的内输入模式 [J]. 江汉论坛，2013 (6)：13 – 17.

全国争议很大，很多省没有举动，都在观望，咱们省走在前列，为什么呢？我觉得是因为咱们省长是学金融的，很多金融改革都看他，再加上国务院有文件，保险都应该归到人社，就又形成了助力。(J县人社局工作人员)

在绝大多数人类文明社会中，相比较于普通的社会民众而言，政治权力总是倾向于聚集在少部分的精英社会成员手中，在政治体系运行的过程中，政治精英的基本逻辑始终贯穿，精英的价值观和政策取向对普通民众利益的综合和输入起着决定性的作用，精英的政治折中也是聚合社会不同利益的主要路径。① 在一个国家之中只有极少部分的精英社会成员能够掌控政治，并由此进入到政权体系的核心区域，他们通常在国家政权体系内部承担某项正式社会职务，具有较高的社会地位。② 在很多情况下，政治精英即等同于"领导""干部"等术语，以其所处职位为依托，政治精英掌握着制定或执行某项公共政策的权力，从而使得他们的政治态度、价值理念、专业知识甚至一言一行都对政策的制定和执行产生重要影响。

面对上级政府对医疗卫生政策这种"内输入"，县级政府的应对策略是习惯性顺从：市里下了文件，我们就执行文件，传达文件，编成程序放到电脑里。(J县人社局工作人员)，而在应对

① 胡伟. 政治过程 [M]. 杭州：浙江人民出版社，1998：266.
② 吴月. 政治精英与地方政府的制度创新行为：一个分析框架 [J]. 中国行政管理，2014 (4).

上级政府的考核时，则表示："作为下级部门，除了极个别的突发性检查，基本就是按照上级布置的年初的工作计划来完成工作任务，并配合检查的。"然而，伴随着这种习惯性顺从的，则是某种程度的不满意和牢骚："这些政策是什么人出台的，当时卫生部派来19人去W市，年龄最大的36岁，最小的27岁，领导带过来的，都是什么加拿大、美国回来的，我们省长说，书呆子，都是像你这样的博士，这么年轻，又都在外国待个七八年，制定的政策根本不符合咱的情况。制定政策容易，真执行起来就难喽"（J县人社局工作人员）

政策在制定和执行中的内输入色彩还表现在对于上级政策尽管存在一定程度的质疑，并且认为具体的政策执行存在困难，但下级政府仍然必须尽力执行政策，并且将对政策的不满削减到本级政府。

　　我认为"新农合"的缴费标准没必要每年都调整，从最初开始的10块，20块，逐渐到90块，老百姓对此是有意见的，认为如果国家有财政能力，但又为什么不一次到位，还不停地要老百姓不停多交钱，每次收费的时候是会听到很多抱怨的，尤其是个人要交费用还是上涨的，虽然在这个过程中国家的补偿也在增加。现在国家想从90元提升到150元就是一个大关，执行起来有难度，又招老百姓埋怨。有的老百姓可能还以为是我们（县政府）又增加的收费呢。我觉得，实际上人均缴费90块，一家按4口人算，全家每年缴费360块钱，一般

的小病一年应当足够了，我觉得没有必要将缴费再提升到 150 元了。（J 县卫生局局长）

此外，政策在制定中的精英内输入色彩在政策执行过程中也有一些具体而微观的表现。笔者进行调研的田庄乡卫生院在中医药方面发展位于全县的前列位置，其原因除了国家总体的政策规定以外，还与乡镇卫生院院长的个人专业兴趣和其在卫生院的主导地位密切相关，这种个人的专业兴趣和主导地位甚至影响了当地农民在就医模式上选择西医还是中医。

根据国家和市县要求，要在乡镇卫生院开设国医堂，开展传统的中医理疗，国家的目的是"费用少，疗效好"，达到一个节省医疗资源的目标。我自己本身是学中医的，对这项政策十分认同，2013 年，按照规定要求每县市要有两处国医堂，我们（院）就是其中一个，发展地相当不错，按文件规定，中医药的营业额要占总药额的 30% 左右，我们通常超出了这个水平，现在就医的人员基本都是又输液又吃中药。（T 镇卫生院院长）

从理论和实际上，基层政府工作人员处于政策具体执行的第一线，处在近距离观察和直观感受政策实施效果的便利位置，如果可以对其所关所想予以重视必将有助于政策的修订和完善，但在实际中，基层政府工作人员的想法却也只是停留于不满意和发牢骚，并没有一个合理的反馈上升渠道可以对其进行科学化、理论化，进而成为政策制定执行的参考意见。基层政府部门及其工作人员对于政策的"内输入"采取的"习惯性顺从"和"牢骚"的行为策略，主要原因在于："我们说了也没人听，就是自己私底下议论议论"。由此可见，在对政策信息反馈的问题上，下级政府工作人员持有比普通群众更为强烈的"不信任"态度，因为在对政策的执行存有疑虑时，普通群众还存在寻找上级政府讨要说法的情况，并对上级政府充满信心，把责任和过错推脱给基层政府的心理状态以及救助途径，但下级政府自身对上级政府反而只存在单向的敬畏和服从。他们认为自己只是一个办事员，自己的意见并不会得到采纳和赞同，反而有可能因此惹怒上级部门给自己惹麻烦。身在体制之内却反而对体制存在更深的不信任，执着于照章办事与落实政策，对政策的建议反馈被认为是某种"越位"，尽可能的完成上级任务，不犯容易被上级部门察觉的差错由此成为下级政府部门的工作目标。

二、对乡镇卫生院绩效考核

（一）县卫生局对乡镇卫生院的考核

由于农村医疗卫生服务的具体提供依赖于乡镇卫生院，对卫生院进行考核从而督促其医疗卫生服务提供行为是当地基层政府及其医保部门的重要职能行为。根据上级政府的政策文件，J 县卫生局会同县财政局、县人力资源和社会保障局，制定了相应绩效考核体系，作为机构的考核标准，县卫生局每年 7 月、12 月上旬依照考核标准、通过查阅资料、实地查看、现场问卷调查等方式对乡镇卫生院进行集中考核。笔者 2014 年 7 月在卫生局进行调研时，恰逢县卫生局对乡镇卫生院展开公共卫生服务的季度考核。根据相关政策规定，乡镇卫生院在公共卫生服务方面的技术量不得低于 20%，省级部门对市级部门是每年一次考核，市级部门对县级部门是半年一次考核，县级部门是每季度是对乡镇部门进行一次考核，乡镇卫生院对卫生室是每个月一次考核，考核基本按照省级方案进行，通过卫生局牵头，由专业队伍和卫生局的项目办共同考核，以电子档案为基础，进行随机抽查，对重点人群进行随机抽查。

在确定本次考核的首个考核对象时，卫生局领导和工作人员花费了较多时间和精力来选择首个考核对象，因为任何一个乡镇卫生院都不乐意成为第一个，对此，考核负责人认为这是由于考核对象普遍存在"越往前的考核越严格，越往后则越松快"的侥幸心理，因此各个卫生院负责人都各自找出不同的理由宣称第二天有重要事情要处理来推脱，而据考核人员说，这种情况在每次的季度考核中都会出现。其中一名年轻工作人员对这种推脱行为表现出严重不满，建议不要事先打招呼，准备好相关的材料，直接前往考核地点进行考核，但卫生局领导认为不妥，坚持要和卫生院负责人打好招呼，最后经过商讨后确定了 T 镇卫生院为首个考核地点，建议直接进行考核的那名工作人员则笑着表示"也就该卫生院领导比较老实"，不擅长找借口。由此可窥见，在县卫生局对乡镇卫生院进行考核时，县卫生局尽管是上级单位，但在实际考核中，也需要根据各种情况经过权衡后进行。在实际进入考核过程之后，这种考核的灵活性也从很多方面反映出来。比如，由于是定期的常规化考核，考核指标众多，考核人员通常会对卫生院之前考核的薄弱部分进行重点考核，而对于其他考核指标则放宽了较大尺度，甚至不予考核；再比如，由于每次考核都要对各个乡镇卫生院的考核成绩进行排名，对于之前考核排名较后的乡镇卫生院，考核人员花费了更多人力和时间，但同时又会商议是否在此次考核中对其成绩进行适当拉高，从而不至于过分降低考核对象的积极性，从卫生局考核人员出示的历次考核成绩排名表上可以看出，基本没有任何一座乡镇卫生院连续三次考核为第一名或最后一名。

对于考核工作的实际进行，县卫生局及其工作人员也存在自身的困境和不满意，完成一次考核任务往往会使县卫生局的相关工作人员陷入日常工作中所没有的忙碌之中，从选择考核对象到编制考核人员队伍等都需要经过大量时间的讨论，考核工作人员对突然增加的工作任务量却并没有切实的物质报酬而心生不满。笔者在旁听中了解到，卫生局的部分考核人员纷纷表示在考核过程中并不愿意和医院人员吃工作餐，而希望将工作餐直接转换成金钱补助。

各级督导考核是资金匮乏的，这些专业的考核是有一定程度的资金需求的，但是督导、设备购置等费用，都没有一个正式的规定。(J县卫生局工作人员)

在考核中存在的问题一个是流动人口的问题，流动性太强，对患者的随访采访难以进行，工作量非常大，一旦联系不上，就算失访。另一个是，基层卫生室的人员构成年龄偏大，不会利用电子化，对于电子档案的利用是非常低效的，不利于发挥电子档案的作用，我们的考核检查有很大一部分是对文件资料台账的考核，这也给我们的考核带来了难度。(J县卫生局工作人员)

在对T镇卫生院医务工作人员进行访谈的过程中，他们也对县卫生局的考核方式以及各种相关规定同样表达出自己的态度。T镇卫生院院长甚至情绪激动的向笔者出示了县里印发的乡镇卫生院的考核标准，逐条指给笔者看，表示对这些规定的不满。

乡镇卫生院的基础设施差，上面（级）还动不动就来检查，检查时要求你这里无菌那里卫生，可是我们连个自来水管都没有，当然整个镇的用水都有问题，要求用流动水洗手，我们这就有个压水井，还动不动没水了。(T镇卫生院护士)

有个病号发生医疗事故期间，来医院闹，把门诊和药房堵着不让进，没法拿药，但又要抢救病号，我们只能从药库拿药，但按照规定，不能直接从药库拿药，必须从药房拿，这样看病救人就成了违规操作了，又得看病，又得不违规，很难呀。(T镇卫生院院长)

对我们这些职工是按照各种标准进行要求，但却不按标准发工资。(T镇卫生院工作人员)

一再的要求我们在各个方面都要做到规范，从基药
等各方面规范我们，稍有不规范就通报批评我们。(T
镇卫生院院长)

由此可见，不管是县卫生局对基层卫生院的考核，还是乡镇
卫生院对县卫生局绩效考核的应对，考核由于是涉及双方的互
动，双方对待考核都有各自的态度和各方面考量，并在这种考量
中选择确定了自身的行为。对于县卫生局来说，尽管考核程序和
考核标准是有明文规定的，但在实际的考核操作过程中，却具有
一定的灵活性和柔软性，而对于乡镇卫生院来说，尽管对于考核
的标准和规定在理论上他们可以理解和接受，然而由于财政投入
不足等导致的卫生院自身条件的各种不足，要应对这种考核标准
显然存在极大的困难，因此乡镇卫生院人员对考核存在较大意
见，但又不得不勉力维持。

（二）县卫生局与县人社局的管理之争

在我国现行医疗保障体系中，城镇职工医疗保险和城镇居民
医疗保险由人力资源和社会保障部统管，新型农村合作医疗由卫
生部（国家卫生与计划生育委员会）统管，在这三项基本医疗
保障制度之间存在着交叉和断裂并存的问题，而管理部门的不统
一也产生了财政的重复投入和管理的相互掣肘的局面，三项基本
医疗保障制度的整合管理既是城乡一体化发展的宏观目标要求，
也是具体操作上获得效率的要求。然而在具体的管理归属部门上
社会各界、尤其是卫生部门和人社部门却存在很大争议。一方

面，倾向于统一由卫生部门进行管理的观点认为，人社部门推行总额预付制会造成医院接收医保病人越多越可能要承担更多的医保结算损失因此而推诿医保病人的情况，导致参保人员就医困难。医疗保障是否有效的评判标准并不在于基金是否平衡，而在于是否有利于参保者公平、方便地利用医疗卫生服务、保障人民群众健康权益。① 另一方面，倾向于统一由人社部门进行管理的观点认为，尽管从业务、技术方面来讲卫生部管理"新农合"具有优势，但卫生部同时为被保险人提供服务和为他们支付费用的弊端，这种既当会计又当出纳的局面，不利于对基金等各方面的监督，由人社部门进行管理，则可以实现真正的第三方付费。

就当前的整体形势来看，全国不少地区已经整合了城乡居民医疗保险，在执行中绝大部分是人社部门负责管理和经办，原由卫生部门管理的"新农合"行政管理职能与业务经办职能移交同级劳动保障部门，承担"新农合"管理与经办工作的机构和人员、资产以及相关资料也随职能进行同步移交，"新农合"基金由审计部门组织审计后移交，为保证移交工作机构和队伍的整体性和工作的连续性，各地维持现有政策体系不变。2014 年 3 月，山东省将"新农合"由卫生部门移至人社部门管理，对于这种管理部门的改变，笔者分别对 J 县卫生局的领导和 J 县人社局领导进行了访谈。

> 现在咱们省"新农合"划归的人社部门管理，这

---

① 三大医保整合已成共识，问题是归谁管？[N]. 经济参考报，2013 - 4 - 12.

对咱们卫生部门是很大的冲击，原来不管是对于乡镇医院还是卫生室，当有些改革政策，尤其是涉及医院的，地方配套不了的，我们卫生局可以调整、协调"新农合"补偿政策从而推动或促进某些政策的执行，比如，针对不同的医院可以设定不同的报销比例，对某些综合能力弱的医院提高报销比例，反之则降低，如此就可以适当调整。但是现在"新农合"划归到人社部门，我们在制定一些政策时，甚至包括总额预付的资源分配上，我们卫生部门没有了权力。(J县卫生局领导)

当然医改政策的覆盖面很大，涉及人员也多，难度也大，但对于卫生部门来说，原来是有能力可以调整的，但现在归属人社管理后，咱们就没有了这个能力。虽然公立医院改革喊地很热，不过所谓公立医院改革归根其实还是改政府，改革政策出台后，如果改革配套投入跟不上，地方也就只能用一些土法子适应呀。(J县卫生局领导)

我觉得有归属人社局管理有两个好处。在卫生局管理，经办和管理没分家，卫生局既管理医院又管理基金，基金不能有利于真正用到病人身上，它是主要保医院保医生生活，但归我们人社管，我们就会保证基金的安全，基金的稳定，我们不管医院，你们医生没钱领工资饿死你们去找县长，我们就管基金的合理性，合理我们就支付，不合理我们不支付。当然也有很多医生抱怨，说是挂号费什么的养不活人了，我们不管这个，我们就按政策办事，站在基金管理的角度上，我们比卫生局要超脱；另一个，既然是医疗保险，五险合一，将来"新农合"新农保合体，一卡通，管理方便。(J县人社局领导)

事实上，对于"新农合"的管理归属问题一直存在争议，因为无论是归属于卫生部门管理还是归属于人社部门管理都存在某种程度的优势和弊端，但是各部门都有自身的利益取向，这种利益取向一方面涉及本部门的权力大小，另一方面涉及本部门的工作便利。政府相关职能部门在执行公共政策时经常面临一个部门的目标与其他部门的目标不一致，在执行中出现一个部门在执行政策时不愿意与其他部门进行合作的情况，由此会产生公共政策执行中的合作困境。通过对县卫生局和县人社局工作人员的访谈，除了对公共利益的关注之外，其对各自的部门利益、部门权力和部门便利的关注是其态度表达的内在原因之一。

同时可以反映出卫生局和人社局政策理念不同的还有对于医务人员护理费用的态度。由于药品零差实行之后，医院收入大幅度消减，医务人员的个人收入也受到影响，为增加收入维持运转同时分担财政压力，有观点提出下一步的改革要从提高护理费上入手，对于此种观点县卫生院领导和人社局领导也出现了观点上的分歧。

如此就只能调整价格。现在实行零差价，药品价格降下来，药品收入原来占到医院收入40%或45%左右，

现在这部分收入降下来了，那就丧失一大收入来源，上
级又要求医院收入不降低，职工收入不降低，还不能影
响医院发展，这就很难做到，就只能通过提高服务收费
价格。(J县卫生局副局长)

　　零差价15%，但实际上达到37%，远远超出国家
规定。现在准备怎么改（制度）呢？如果你收入一个
亿，现在实行了零差价15%，那么就需要1500万的补
偿资金，如何补偿这1500万，基本向劳务和财政转移，
劳务费占90%，财政负担10%，看上去对病人好了，
因为药品便宜了，但如果增加劳务费的话，那患者从药
上省的钱又被转嫁到其他渠道比如服务费上了。(J县
人社局医保办主任)

三、提供政策执行资源

（一）政策执行资源

　　任何政策想要获得良好的政策效果都必须有充足的政策资源
予以支持和保障。医疗卫生服务由于其公共物品或准公共物品的
色彩，决定了其政策执行资源主要取决于政府的财政支出。政府
支出规模（支出数量）由其收入规模决定，政府支出的方向
（支出种类）则由政府职能决定，公共服务提供的非竞争性决定
了政府在提供公共服务过程中的绝对主体地位，政府在医疗卫生

领域的干预主要通过政府卫生支出（即政府致力于开展医疗卫生活动所使用的公共资源）来实现，由此，医疗卫生服务问题在某种程度上就转化为公共财政投入问题。[①] 从当前我国政府医疗卫生支出的规模看，随着社会经济的协调发展以及政府职能的转变，政府对医疗卫生的投入力度不断加大，在全社会的卫生投入总额中政府的医疗卫生投入比重不断增大。然而，在当前的政府医疗卫生投入中仍然存在以下几方面问题。

第一，尽管政府对医疗卫生服务的财政投入不断增大，但与此同时医疗卫生服务的费用仍然在不断上涨，投入与支出之间的矛盾仍然在继续。以政府对"新农合"的补偿为例，尽管"新农合"的补偿比例和补偿金额不断上升，然而由于患者对医疗卫生服务要求的提高，以及医疗卫生服务费用的必然上涨，补偿的增加仍不能满足患者的需求。再以药品零差价政策为例，当地政府负责对医疗卫生服务机构的药品零差价销售进行补贴，由于此前基层医疗卫生服务机构的收入主要依靠销售药品，所以药品零差价补贴的金额巨大，需要大量的公共财政支出，政府财政无法长期负担。[②]

第二，地方财政投入能力的不足所导致的财力投入有限性。农村的税费改革使得地方财政被极大收缩，税种取消后的财政差

---

① 邵青. 公共财政视角下农村卫生服务财政投入问题研究 [D]. 武汉：华中师范大学，2008.
② 秦立建，王震，蒋中一. 药品零差价政策实施中出现的问题与对策 [J]. 价格理论与实践，2012（2）：28–29.

额由中央以转移支付的形式予以补助，地方对中央的依附力度由此上升，地方财政自给率受到较大的挑战。实行分税制，并不意味着地方政府一定拥有足以自我平衡的税收收入，划归地方支配的税收仅仅是地方相对稳定的一部分财政收入，其收支差额应该通过中央政府的财政补助或转移支付予以弥补，但当前地方根据划分的事权所得的收入在具体的支出上是不对等的。[①] 地方政府一方面要发展本地区的经济，一方面要投入本地区的公共服务，地方性财政投入面临较大的压力。

第三，地方财政能力的区域性差异所导致的医疗卫生服务提供能力差异。任何的公共政策在执行中都需要资金来支撑，资金是政策执行的最重要政策资源之一，由于各地在财政资源上的禀赋不同，各个地区公共政策的财政基础比或薄弱或雄厚，从而导致各地在政策执行的效力上会有所差异。地方财政能力的不同，决定了地方对医疗卫生服务的财政投入规模的不同，因此，同样是中华人民共和国的公民，由于所居住地域经济发展水平不同，享受到的公共财政提供的公共服务也具大不同。

第四，政府财政投入结构存在问题，使得财政投入效率不够理想。为了促进农村基层医疗卫生服务的发展，政府是对乡镇卫生院做了相当大规模的投入，不管是对基本公共卫生服务方面还是对乡镇卫生院的基础设施建设方面以及乡镇卫生院的人力资源方面，然而这种看似全方位的投入却存在着每一方面投入都并不

---

① 王敬尧，宋哲．地方政府财政投入与基本公共服务均等化 [J]．华中师范大学学报：人文社会科学版，2008，47（1）：27-34.

充足的情况，最终使得每一方面的发展都受到财力的限制而无法
充分实现。

（二）县政府卫生投入状况

对于乡镇卫生院来说，其发展深受县级财政的影响，T 镇所
属的 J 县，位于山东省的鲁西南地区，尽管鲁西南地区近年来由
于煤炭资源的开发，经济发展速度较快，但其经济发展相对山东
省其他地区还较为落后，这种财政状况也因此影响着本地医疗卫
生事业发展。

1. J 县的经济社会发展和医疗卫生状况

表 5 – 4 2009～2013 年 J 县经济发展状况数据统计

年份	地区生产总值 （亿元）	地方财政收入 （亿元）	地方财政支出 （亿元）	医疗卫生支出 （亿元）
2009	97	6.21	14.01	
2010	120.14	10.07	19.82	
2011	149.25	12.87	25.44	2.63
2012	185.1	16.1	29.53	3.12
2013	216.51	20.96	33.11	3.61

2010 年年末全县共有各类卫生机构（含卫生室）565 个，其
中医院 14 个、卫生院 28 个、卫生防疫和防治机构 1 个，妇幼卫
生保健机构 1 个。各类卫生机构拥有病床 2202 张，各类卫生人
员 3554 人，其中卫生技术人员 2065 人。农村村级医疗点 483
处，共有乡村医生 1894 人。

2011 年年末全县共有各类卫生机构（含卫生室）604 个，其中医院和卫生院 36 个、卫生防疫和防治机构 1 个，妇幼卫生保健机构 1 个。各类卫生机构拥有病床 2020 张，卫生技术人员 2560 人。

2012 年年末全县共有各类卫生机构（含卫生室）347 个，其中医院 16 处、卫生院 15 处、卫生社区服务中心 3 处、卫生社区服务六 7 处、卫生室 252 处、个体诊所 49 处、社会办医 5 处。各类卫生机构拥有病床 2497 张，卫生技术人员 2876 人。

2013 年年末全县共有各类卫生机构（含卫生室）349 个，其中医院 22 处、卫生院 15 处、卫生社区服务中心 3 处、卫生社区服务站 7 处、一体化卫生室 252 处、门诊部 3 处、个体诊所 42 处、社会办医 5 处。各类卫生机构拥有病床 3904 张，卫生技术人员 4667 人。

J 县政府对各乡镇卫生院的财政补贴：2012 年共补贴 3539 万元，2013 年共补贴 5015 万元。

J 县政府对乡镇卫生院基础设施建设方面的投入：2012 年共投入 290 万元，其中县级以上 158 万元，县级以及以下 132 万元；2013 年 360 万元，其中县级以上 85 万元，县级及以下 275 万元。

J 县各乡镇卫生院收入支出情况：2012 年，总收入 8126 万元，其中政府财政补贴 3539 万元，医疗收入 3329 万元，其他 1237 万元；总支出 7658 万元，其中医疗支出 6635 万元，其他 1023 万元；2013 年，总收入 8693 万元，其中政府财政补贴 5015

万元，医疗收入 3472 万元，其他 206 万元；总支出 7875 万元，其中医疗支出 7634 万元，其他 241 万元。

J 县各乡镇卫生院门诊人次、住院人次：2012 年，门诊 748022 人次，住院 9068 人次；2013 年，门诊 793305 人次，住院 7079 人次。

J 县各乡镇卫生院卫生专业技术人员档案工资收入水平：高级职称平均档案工资 3858 元/月，中级职称平均档案工资 3236 元/人，初级职称平均档案工资 2760 元/月。

J 县各乡镇卫生院卫生专业技术人员学历水平：本科及以上学历 110 人，占 7.47%；大专学历 514 人，占 34.92%；中专及以下学历 848 人，占 57.61%。

表 5 – 5　J 县 2013 年度卫生事业单位在职人数及经费补偿方式

序号	事业单位名称	经费形式	机构规格	人数
1	J 县太平镇卫生院	差额补贴	正股级	47
2	J 县陶庙镇卫生院	差额补贴	正股级	47
3	J 县万丰镇卫生院	差额补贴	正股级	81
4	J 县凤凰社区卫生服务中心	差额补贴	正股级	60
5	J 县大义镇中心卫生院	差额补贴	正股级	120
6	J 县章缝镇中心卫生院	差额补贴	正股级	105
7	J 县开发区社区卫生服务中心	差额补贴	正股级	68
8	J 县柳林镇中心卫生院	差额补贴	正股级	109
9	J 县核桃园镇中心卫生院	差额补贴	正股级	72
10	J 县永丰社区卫生服务中心	差额补贴	正股级	163
11	J 县独山镇卫生院	差额补贴	正股级	117
12	J 县田庄镇卫生院	差额补贴	正股级	105
13	J 县天桥卫生院	差额补贴	正股级	57

续表

序号	事业单位名称	经费形式	机构规格	人数
14	J县董官屯卫生院	差额补贴	正股级	42
15	J县大谢集镇中心卫生院	差额补贴	正股级	120
16	J县麒麟镇卫生院	差额补贴	正股级	80
17	J县龙固镇中心卫生院	差额补贴	正股级	185
18	J县营里卫生院	差额补贴	正股级	29
	合计			1607

（正股级是干部序列中较低的职务级别，所处位置在科员级和科长级之间，即比科员级高，比副科级低，实际在公务员管理办法中是没有股级这一说法的，科长级下面就是科员和办事员。在县级以下单位中，需要设置两个管理层次的时候，就在科员和科级之间多设一个股级，方便管理。）

尽管根据历年数据来看，J县政府对于医疗卫生的财政投入整体呈增长趋势，但是在定性访谈中，无论是当地基层政府部门的领导、工作人员，还是乡镇卫生院的院长以及医务人员，基本都谈到了本地经济欠发达对医疗卫生事业发展所带来的限制。一方面，财政投入的有限在宏观层面上影响了基层新医改的整体推进；另一方面，财政投入的有限所导致的财政工资较低在微观层面上影响了基层医务人员的工作积极性。

国家的医改投入情况，2001年没赶上那一轮改革，摊上改革的尾巴，当前乡镇卫生院投入这块已经结束了，应该转向设备投入，因为医疗卫生改革方向是"政

府投入"，但是谁来督促政府投入？把医院当成政府的职能部门，但政府又没有钱来投，还是一个财力问题。(J县卫生局领导)

在财政方面，政府压力非常大，地方配套压力也非常大，以咱们这为例，地方配套，单卫生这块，资金接近1个亿。咱们县的财政能力，虽然面上说财政收入超过了10个亿，12个亿或13个亿，但实际财力可使用的部分也就是一半左右。再以其他县城为例，比如成武县或郓城县，财政收入也许就2个或3个亿，当然这两个县也比较小，卫生费用也要占到7到8千万，是很大的比例，财政压力大，地方配套跟不上，政策的很多规定都无法或很难实现。以咱们县的龙固镇为例，国家可能配套了资金80万，但地方要配套资金240万，国家是小头，地方是大头，地方财政能力就起了一个很关键的作用。山东省是经济强省，但菏泽市比较落后，咱们菏泽市虽然属于山东省，但国家政策制定上仍以经济强地对待，中、东、西的补偿差别我们无法享有，这样就更加吃亏，所以我们意见也很大，地方经济落后，财政不足，是最大不足。(J县卫生局领导)

以基本公共卫生服务来说，国家事实上是对基本公共卫生服务进行了大量投入的，从最初的15元到现在的35元。按服务人口，70%省级配套，30%县级配套。但是这块资金分配并非是平均分配，是根据考核结果，上级资金和配套资金，来进行总体对医院拨付资金，国家规定的标准是考核 90 分以上的是全额预拨，90 到 80 分拨付 70% 资金，60 到 80 分拨付 50% 资金，按照这种绩效的原则，以目前的资金量，还是很难完全满足国家要求的标准的。(J 县卫生局副局长)

政府还是给钱的，但是就是哪都给点，哪都又给的不多，撒得太（均）匀乎，最后弄得哪一块都不宽裕，最后哪一个也都用得不满意，这也是出力不讨好呀。(T 镇卫生院医务人员)

咱们这个地方太落后，现在又限制收费，还不拨付工资，一说就是县里没钱，到俺这些人最后都信命了，谁让咱生的地方不好了，活该工资低。(T 镇卫生院医生)

四、小结：基层政府及医保部门的行为

县政府及其医保部门一方面承接着上级政府及其职能部门的各种政策，并受制于当地的实际政治经济社会发展状况，需要根据当地实际继续制定和印发具体的政策执行方针，另一方面又需要根据上级政策的规定制定各种具体的考核标准对乡镇卫生院进行绩效考核，而这种绩效考核不但受制于上级政策规制，还受制于基层卫生院的实际运行状况以及对待绩效考核的态度。

在这一承上启下的角色实现过程中，县政府及其医保部门（卫生局、人社局）的行为目标和行为取向主要表现在以下两方

面。第一，推进执行基层"新医改"，促进农村居民享受医疗卫生服务的质量，即实现其促进公共利益的应然性目标，这是政府及其职能部门的题中之义，是不存在任何商榷余地的行为目标。第二，尽可能完成上级政府布置的工作任务，作为行政组织的一个层级，完成上级部门布置的工作任务、进行行政管理可以说是本级行政组织的"本分"，也是其存在的行政意义，更是其实际而具体的目标。

在其行为目标的引导下，县政府及其医保部门也采取了相应的行为取向。首先，对上级政府部门传达的政策文件进行具体落实，尽管其工作人员可能对这些政策的科学性、合理性以及可操作性存在某种程度的异议，但仍然会习惯性顺从，并采取各种方式适应当地的实际情况，尽可能地完成上级规定的政策目标。其次，对下级即基层卫生院进行考核，尽管有制定好的各种考核指标，但是绩效考核过程中其实充满了各种灵活的变通，争取既能够满足上级的要求，又能不伤害下级的工作积极性。最后，无论是对上级部门还是对下级部门，应该说基层政府都存在着某种程度的不满，但会将这种不满消解为私下讨论，而并没有对上级进行建议反馈和对下级进行意见转达。

由此可见，尽管县政府及其医保部门在政策执行过程中的实际行为目标与农村医疗卫生政策的宏观性目标存在一定程度偏差，其实际行为方式也并非都是为了实现农村医疗卫生政策的宏观性目标，这种行为取向和行为方式必然影响农村医疗卫生服务的提供以及农村医疗卫生政策的执行。

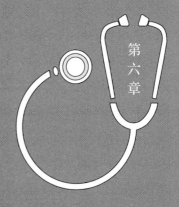

列席行为之——参保居民的行为策略

一个在现实世界中生活的人可以说是一个不断决定着
如何在他想做的事和他可以做到的事之间寻求平衡的人。
只有在想象的世界中，我们才能达成所有的心愿。
——沃尔特·李普曼《公共哲学》

　　农民作为农民医疗卫生政策的目标群体，一方面其就医行为受到政策的规制，另一方面其会根据自身的就医行为对政策规制做出自身的评价，产生自身的态度，为追求自身医疗福利最大化，有时还会做出一些政策规制之外的行为，这些行为选择和取向反过来会影响农村政策的执行和医疗卫生服务的提供。

一、参保居民的医疗卫生政策满意度

　　一方面在农村医疗卫生政策的制定和执行中农村医疗卫生政策影响着农民的行为，另一方面农村患者对农村医疗卫生政策会产生自身的态度评价，并在这种态度下决定自己的行为方式，反过来影响农村医疗卫生政策的执行。对于大部分农村患者来说，最初他们只是单纯地在充当农村医疗卫生政策的客体，国家和政府为其提供保障是"国家政策好"，对于政策的重要性、制定和执行的具体规定等，他们并不了解，并且认为不需要自己去了解，因为"只要镇上（政府）按政策办事"，他们完全可以单纯地享受政策带来的好处。这种认知情况可以有两种理解：一是患者缺乏权利意识，长期以来的官本位思想让他们倾向于认为，他们不过是单纯的被管理者，没有权利去参与政策；二是由于我国农村社会保障的长期缺失以及城乡二元结构的长期存在，政府通过农村医疗卫生政策的实施改变了自身的责任缺失状态，这种政府责任的回归有可能被视为政府政绩和对农民的"恩惠"，不利于农民对政策发声权利的维护和培养。然而，随着近年来农村医疗卫生政策的不断出台和改革，以及社会各界对医疗卫生问题的关注，农民个体化程度的加深，在这种大氛围下，农村患者的医疗保障权利意识开始觉醒，很多患者开始对政策的具体规制有了更多的了解，对于政策规定的缴费标准、补偿方式等都形成了自己的态度，表现出满意或不满意。

在了解参保居民对于农村医疗卫生政策满意度之前，笔者先通过问卷调查以及访谈了解了访谈对象对政策的知晓度。访谈结果显示，农村参保人员看过参保政策及相关内容的，共有 84 人，占 71.19%；没看过参保政策及相关内容的共有 34 人，在这 34 人中，共有 23 人是因找不到政策原文或参考资料，占全部被访者的 19.49%；其中有 8 人表示看不懂政策规定，占全部被访者的 6.78%；还有 3 人表示不想看，占全部被访者的 2.54%。农村患者了解、知晓政策的途径主要是政府部门的宣传资料以及亲戚朋友之间的信息传递，由此可见，政策可及性不仅包括相关资料的可及，还应该包括内容理解的可及，政策的表述应尽量用易于群众理解的语言。

在对农村患者的政策知晓度进行调查后，笔者通过定性访谈，利用访谈资料来展现参保农民的主观评价，从而全面呈现村民的真实感受以及政策的实践效果。政策满意度是群众结合自身感受对政府政策的制定、政策执行和政策效果的评价，尽管在医

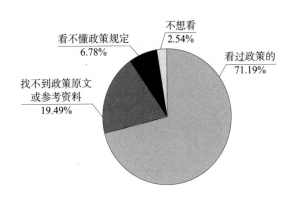

看不懂政策规定
6.78%

不想看
2.54%

看过政策的
71.19%

找不到政策原文
或参考资料
19.49%

图 6 – 1　农村患者的政策知晓度

疗卫生政策领域，由于医疗卫生机制的复杂性，以及政策参与主体通常从自身利益角度看待和考虑问题的原因，要求参保农民依靠自己知识储备和利益出发点对制度做出恰当而客观的评判并不容易，这种评判可能由于专业化的欠缺而不可能绝对正确，但是，作为医疗卫生政策的目标群体，他们的感受往往更为直接、深刻，以及敏感，因此具有重要的意义，并可以由此延伸出对农民就政策目标群体本身话语权的重视。①

（一）对医疗卫生政策的满意

首先，参保农民对农村医疗卫生政策从无到有的满意。我国长期以来的城乡二元结构，使农民的社会保障权利处于严重的缺

---

① 邬建立，李文静. 村民视角下的新型农村合作医疗政策实施效果评估——基于晋西南 M 村的问卷调查和个案访谈 [J]. 北京科技大学学报：社会科学版，2013，29（1）：59 – 65.

失状态，这种缺失状态已经不只是政治高层和知识精英们对底层的话语同情，更是已经成为一种留在了农民心里上的深刻印记，在这种心理作用下，一旦政府出面改变了从前的责任缺失状态，农民就会表现出对政府政策出台本身的极大满意。

> 我就记得小时候还没看谁因为看病愁，后来年龄大了感觉到看病难、贵了，但也没谁给管管，现在有人给报销了，别管报销多少，我就觉得给（报销）点就不错。(T 镇参保居民 1—67 岁—男性)
>
> 我看新闻报纸上也报道政府要管我们农民的看病的事儿，也拿到过手里报销的钱了，我觉得挺好。(T 镇参保居民 2—65 岁—女性)

这种对政策从无到有而产生的满意也表现在农民对政策的知晓度和参与度的增加，在"新农合"政策执行以及公共卫生服务政策开展免费查体等业务最初，农民仍然是持有怀疑和观望态度的，由此当地政府和乡镇卫生院采取过一系列措施来宣传和普及政策，在一名访谈对象的家里，笔者看到一个陶瓷水杯，杯体印有"'新农合'报销比例""零差价政策"、"免费查体"等红色印刷体，据这名访谈对象说，这是一次参加免费查体时赠送的，这种类似于"销售"的礼品赠送宣传方式效果十分明显。

> 本来也不想去，后来听说不光免费给检查身体，还发一个杯子，一想还有这么好的事，就跟我老伴一块去了，这样的杯子家里有俩呢。(T 镇参保居民 3—73 岁—

女性)

前两天一下子犯病了，难受得不行，小孩把我送到咱县医院，统共花了3000多，报（销）了有2000多块，一半还多。不去报销不知道报销的好呀。(T镇参保居民4—63岁—男性)

其次，参保农民对农村医疗卫生政策减轻其就医负担的满意。一项政策能否获得政策目标群体的满意，很大程度上取决于其所能给政策目标群体带来的实际收益，而不只是因为其价值理念上的先进和高尚。"新农合"政策、公共卫生服务政策等相关医疗卫生政策给参保农民带来了切实的好处，访谈资料表明，参保农民普遍认为，"新农合"等政策的执行在一定程度上减轻了就医负担，缓解了自身就医的经济压力，并由此缓解了就医的心理压力，引起了其对自身健康状况的关注，这可以说是村民参加"新农合"，愿意参与公共卫生服务的根本原因。

说是住院费按75%报（销），我对着单子算了算，除去不报销的，差不多能报销一半。知道看病能报销，心里可踏实，哪跟以前似的，得了病还总是拖着，要不就想着找个诊所啥的，能不往医院跑就不往医院跑。(T镇参保居民5—63岁—男性)

以前得病了就去诊所治疗，顶多是上医院检查一趟，医生开了药再从外面买。现在能报销了，觉得（身体）不得劲时就上医院检查去，让住院就住院，比以前总去诊所放心。(T镇参保居民6—59岁—男性)

在对乡镇医务人员以及当地基层政府相关部门的工作人员访谈中，工作人员也普遍认为当前农村居民已经基本全面意识到"新农合"等相关卫生政策所能带来的实际收益，并且能感受到农民们对于政策的满意度。由于包括"新农合"在内的一些农村医疗卫生政策并不具有强制性，笔者在访谈中询问到目前是否还存在参保农民退保的情况，当地卫生局领导表示：

> 这种情况很少，当前"新农合"参保率只能越来越高，因为虽然个人缴费部分增加了，但国家补偿部分也增多了，现在人均缴费是阶梯状的，90 元的档次，还有 150 元的档次，国家补偿人均 400 元，缴费 90 元的和缴费 150 元的报销比例是有区别的。国家承担的比例越来越大，老百姓对此比较认可，我们 2007 年 5 月 1 号实行的，到 2008 年、2009 年老百姓逐渐就形成了对"新农合"的共识，因为不可能一家人都不生病，而且保险每年只有一次机会参加，你总得看病吧。（J 县卫生局局长）

最后，对公共卫生服务政策的满意度高于对基本医疗政策的满意度。农村居民对于公共卫生服务项目的满意度高于对基本医疗的满意度。一方面，政府对公共卫生服务进行了相当大规模的财政投入，公共卫生服务项目通常免费或极低收费，而基本医疗仍然存在相当大程度的自费比例，尽管两种服务由于性质不同难以单纯从费用上进行比较，然而农村居民在直观上仍然认为公共卫生服务带来了更多的实惠。另一方面，由于政策的要求，公共卫生服务功能在乡镇卫生院地位的上升，乡镇医务人员在公共卫生服务方面投入了较大的人力、物力，并且由于公共卫生服务偏重于预防免疫，其技术难度相对低于基本医疗，效果也就较为显著，也由此获得了农村居民较高的满意度。

> 总的来说，在患者满意度上，新农合也比较满意，但确实还是有不满意点，患者比较满意的是公共卫生，经过这么一段时间的宣传实施吧，现在通知各免费查体疫苗接种啥的，老百姓参与的还是比较好的。(T 镇卫生院公共卫生负责人)

（二）对医疗卫生政策的不满

在进行访谈时，也有部分参保农民尽管承认包括"新农合"在内的医疗卫生政策给了他们诸多实际可感的好处，但同时也从自身的主观体验分别从不同的方面表达了对政策不满意的方面，这种抱怨和不满主要集中在大医院收费较高、大医院新农合报销比例低、新农合可以报销的范围小、基本药物目录药品种类少等方面。

首先，对较高的医疗卫生费用不满仍然成为农民不满的主要原因。医疗费用的上涨趋势并不会因为"新农合"政策报销比例的增加而减缓，相反，"新农合"报销比例的增加恰是因为整体医疗费用的不断上升。医院的收费标准越高，住院费用的基数增大，即使"新农合"报销了部分医疗费用，农民的支出仍然很大。如果医院收费标准越低，治疗费用和药品费用下降，农民参加医疗保险后的支出便会下降。尽管目前乡镇卫生院的医疗费用水平是相对的，但是参保农民花费在乡镇卫生院的医疗卫生费用只是其总体花费医疗卫生费用的一部分，他们仍然面临着医疗费用高的负担，尤其是由于 T 镇所属的鲁西南地区，经济发展水平较低，农村居民的人均收入不高，就更加凸显了医疗费用的过高。

表 6 – 1　2009～2013 年 J 县农村居民人均纯收入

年份	农村居民人均纯收入（元/年）
2009	5111
2010	5890
2011	7219
2012	8292
2013	9429

其实（花钱）还是差不多，以前没参加（新农合）时，看病花的钱跟现在报销完花的（钱）差不多，以前花 1000 多（块钱）能看好的（病），现在得花 2000～3000 块，甚至还多，就是给报销了还得花个 1000 多。（T 镇参保居民 7—50 岁—女性）

报销再多也管不了医院贵，说是拿药看病都给报销点儿，但医院贵，就算报销，我自己花的那部分（钱）也还是不少，还不得直接就从根上让他们少收我点钱。（T 镇参保居民 8—56 岁—男性）

"医疗费用上升因素很复杂。之前我也探讨过这个问题，就是说为啥咱政府补偿的越来越多了，医疗费用还是越来越多了。这有多方面的因素。在个人消费部分，不管是物价，还是我们的工资水平现在都在提高，目前群众的门诊费、均次医疗费用也在不断增加，其增长速度还远远大于新农合提升的补偿的程度。比如，这两年基本药物都是报销85%，其他报销75%，二级医院是65%，现在补偿比例虽然逐渐在提高，但却看不到实际的受惠。(J县卫生局局长)

这主要是因为医疗费用本身就增加了，比如医疗器械方面，原来的植入器材可能是1000元，但现在出厂价就要1700~1800元；原来前几年可能一般病症的均次费用就是1000元左右，但随着时间推移，现在的均次费用可能要增加到1700元，报销比例虽然在增加，但增加比例不太大，基本稳定在85%，所以，即使报销比例在增加，但也比不上工资、物价的增加。(J县卫生局局长)

其次，大医院的报销比例较低导致的农民不满意。由于"新农合"的报销补偿倾向性，参保农民在乡镇卫生院就医的报销比例最高，参保农民对乡镇卫生院的报销比例也比较满意，但是，相较于县级、市级医院，乡镇卫生院所能够提供的医疗卫生服务质量较为低端，当参保农民试图获得更为高端的医疗卫生服务时，则明显显示出"新农合"报销比例较低的问题。这种报销比例规定和多种多样的医疗卫生服务需求相互纠结在一起就使得参保农民对于"新农合"的报销比例满意度打了折扣，对于县级医院和市级医院的报销比例，农民明确表现出了收费高但报销比例导致实际报销数额过低的不满。

> 咱乡医院报的倒是多，但就能看点小病，小病本来花的（钱）就少，大病花的（钱）多，但到县里、市里医院看病反而报（销）的少，怎么都觉得上头搞反了。(T 镇参保居民 9—61 岁—男性)

> 在县医院看病后实际报（销）的忒少了。我上回心梗在县医院住院，花了得有 5000 多，报销了 2000 块钱，报了还不到一半，自己还得掏 3000 多，医生说贵的检查只能按照一半报销，咱乡医院又不能看，（乡镇医院）报得多又有啥用。(T 镇参保居民 10—60 岁—女性)

再次，报销范围较小是参保农民对"新农合"政策不满的重要原因。"新农合"政策的报销范围包括门诊报销和住院报销两部分，一方面，门诊报销的受益面较窄，并且报销的封顶线低；另一方面，住院报销的范围规定是列举式的，很多农民不十分清楚所能够报销的项目并以此指导自己的就医行为。

> 明年都不想参加"新农合"了，俺家小孩胳膊摔了，医院说是啥事故，不给报（销），还说孩子在学校有保险，让学校报去。俩小孩闹着玩摔倒骨折了，怎么不能给报（销）呢？(T 镇参保居民 11—37 岁—男性)

> 很多药都不能报（销）。上次胃病住院，吃不下饭，每天只能用营养药，出院时医生说营养药不能报销，最后花了近3000元，才报销了1000元不到，早知道这样我真不一定用那些营养药。(T镇参保居民12—50岁—男性)

最后，基本药物目录种类少以及药物目录的药品报销比例不同，引起农村居民对政策的不满。基本药物目录中的药品又分成甲类药和乙类药，甲类药实行全额报销，乙类药需要一定的自付比例。本来由于基本药物制度、药品零差价政策的实施就已经导致了基层药品种类的减少，甲乙两类药的划分则进一步增加了农民的用药限制。

> 参保人员现在是越来越多，啥样的都有，对有些人来说的甲类药，可能对别的人群就是乙类药、丙类药，比如，有些地方离休干部所有治疗性西药都是甲类药，但职工就医所用的西药就分甲、乙、丙，公平性不好说呀，而且乙类药还有自费部分，病人的医疗花费会增多，就不高兴，更何况这个药的分类标准也是，有些是营养药，有些是常备药，大家对他们的需求是不一样的。(J县人社局工作人员)

在参保农民对医疗卫生政策的满意度评价中，需要注意以下两个问题。第一，在对于医疗卫生政策的知晓度上，农民关注的主要是政策可以带来的切实利益，但对于政策本身则不尽了解，对于被访谈到的大多数农民来说，所谓医疗卫生政策几乎等同于"新农合"政策，至于政策制定执行评估等政策科学本身的问题表现出较低的兴趣。第二，参保农民对医疗卫生政策的满意度经历了一个从"不确定—满意度较高—满意度降低"的起伏过程，这与农民的社会保障权利缺失、社会保障需求不断增加、个体权利意识被不断唤醒的过程密切相关。第三，参保农民对于中央政策和地方政策满意度的不同。中国政治体制的基本特征是"上下分治的治理体制"，中央政府主要对地方官员的进行管治，在资源和人事安排上统辖各地，自上而下地推行其政策指令意图，地方政府则主要在属地管理中落实上级各项政策，处理和解决具体问题，让上级放心，让群众满意。① 由于治理对象不同，群众对中央政府和地方政府的评价标准和对不同层级政府满意度也不同。群众对于中央政府的满意度侧重于政策的整体性评价，对地方政府的满意度侧重于政策的执行及政策效果的评价，中央政府为了获得群众的心理认同和政治支持，会把自身塑造成群众信赖的最高保护者和利益代言人，尽量避免与群众直接交涉利益问题，凡是与民众的利益有冲突的事务，都由地方政府来代办，地方政府与群众联系更为密切和直接，在政策落实和资源分配中的细节与群众的切身利益密切相关，容易导致群众不满。

---

① 尉建文，谢镇荣. 灾后重建中的政府满意度——基于汶川地震的经验发现 [J]. 社会学研究，2015（1）：97-113.

二、参保居民的医疗卫生服务满意度

农村医疗卫生政策只有通过执行才能和农民发生实际关联，这种关联具体表现为医疗卫生服务的提供和享受，由于政策环境等各种政策变量的影响，政策的实际执行可能会与政策产生偏差，因此，除了考虑农民对医疗卫生政策的满意度，还需要考虑农民对医疗卫生服务及政策的实际执行的满意度，尽管对于医疗卫生服务的质量评价有科学而规范的行业标准，公众很难分清什么是出色的专业服务和什么是优质的常规服务，以及什么是优质服务和什么是劣质或平庸的服务，但作为享受服务的对象，其直观评价对于提高医疗卫生服务质量仍然具有重要意义。高默波曾经描述过合作医疗时期农村诊所在当地作为医疗中心和文化中心的重要地位、卫生院医生受当地人尊敬的社会地位，以及在计划经济和熟人社会的共同作用下，村民可以对医生实现有效监督，这曾经是乡镇卫生院作为基层医疗卫生服务中心典型形象。① 在市场经济的大背景下，经历过数次改革的医疗卫生政策以及乡镇卫生院及其工作人员，相对于农村合作医疗时期则正在面临着当地居民的重新社会评价问题。

---

① 高默波. 高家村：共和国农村生活素描 [M]. 香港：香港中文大学出版社，2013：102.

（一）硬件设施满意度

医院的级别反映一所医院的管理水平、技术水平和建设成绩，医疗设备先进程度、对突发和紧急情况的处理反映服务环境、人员配备和工作质量的水准。一方面，基层乡镇卫生院本来就在我国的医疗卫生资源分布和占有中处于劣势地位，其硬件设施和医疗设备一直处于众所周知的落后状态，尽管在基层"新医改"后，国家已经极大程度地增加了对乡镇卫生院的投入，但由于深刻的历史和自然等原因，乡镇卫生院优质医疗资源仍然相对不足。另一方面，国家对于基层乡镇卫生院的功能定位本身也决定了乡镇卫生院的硬件设施和医疗设备相对于上级医院必然处于相对欠缺的状态。然而，随着农民经济条件的好转以及医疗卫生服务需求的增长，这种硬件设施和医疗设备的不足却在一定程度上导致了患者的"趋高性"，农村患者倾向于前往城市医院进行就医，很多小伤小病也涌到大医院，导致大医院人满为患。一方面农村患者会产生"看病难"的抱怨，另一方面也间接加剧了城市患者对于"看病难"的抱怨。[①] 在调研过程中，农村患者对乡镇卫生院的基础设施建设、医疗设备的不满较多，认为药品少、环境差，影响了其就医行为。

在对 T 镇患者进行访谈的过程中，患者们对于 T 镇卫生院的硬件设施以及医疗设备具有较大程度的不满意。

[①] 伍吉云，肖凤，刘旭阳. 新医改下患者期望的医疗服务质量发展观调查研究 [J]. 生产力研究，2011（12）：111–112.

这医院的病房你去看了吧？破破烂烂的，连窗户都关不严实，我看人家县医院都有现成的床单被罩，这里的，有的时候还得自己从家里带。(T 镇参保居民 13—53 岁—男性)

这么热的天，也不想着有个空调啥的，这电风扇也不好使，调挡也不好调，风叶扇子上都是灰，还吱吱呀呀的，想睡个觉都觉得闹得慌，也就是这一会儿躺这里输个液懒得往家跑了，晚上还是得回自己家住去。(T 镇参保居民 14—51 岁—女性)

到乡里医院来看（病），图个近，图个方便，但有的时候吧，医生动不动就给你说咱这里设备不行，你还是去县医院看去吧，早知道你这里不能看，俺也不用先来你这里一趟，直接去县医院还省心呢，光（距离）近也没有用呀。(T 镇参保居民 15—51 岁—男性)

（二）医务人员服务满意度

任何一位患者来到医院，都希望能够获得优质和良好的服务，受到应有的充分尊重，拥有更多的知情权和选择权，患者的这种高标准服务要求使得他们对医务人员提供服务的满意度的评价尤其重要。

在对乡镇卫生院医生服务态度的满意度上，农村患者整体呈现出比较满意的态度，并且由于农村的熟人、半熟人社会，如被访者会表述"抬头不见低头见"，"说了几圈发现可能还是我家的进门子或远亲"等诸如此类的情况，出于这种熟人社会的考虑和顾虑，医患双方彼此在"面上"的态度都不会太恶劣。但是，也有部分被访者认为农村医务人员尤其是护理人员经常有"照顾不到"的地方，与医院公告栏里张贴的各种工作守则和规定具有很大的差距，而对应于此的则是部分医务人员认为有些患者吹毛求疵。

> 护理费就那么一点钱，伺候一整天，整个人跟卖给他了一样，还一会儿嫌这个一会儿嫌那个，保姆也没这样被支使的呀。(T镇卫生院护理人员)

> 我们本来人员极有限，有些病人还不停地这样、那样的（要求），支使得我们团团转，说我们这没照顾好那没照顾好，你说你们全家好几个大人可能看一个孩子都看不好，何况我们就这么几个人围着全院那么多病人转。(T镇卫生院护理人员)

在对乡镇卫生院医生服务质量的满意度上，农村患者对乡镇卫生院医务人员的素质和诊疗水平则持保留或含蓄的批评态度，认为乡镇卫生院医务人员的业务素质和医术水平较低，这种"较低"的评价一方面源于实际经验中"只能看一些小病，稍微重点就不管用"；另一方面则是心理预设为"咱们农村条件差，好医生也不愿意来咱们这"。这种对医务人员素质和医术水平的较低评价甚至也使得农村患者对医务人员服务态度的满意值得商榷。

你要说服务态度的话，我觉得服务态度很好，大爷婶子地喊着，但是光态度好治不好病也不行呀，有时候就觉得他们就光剩下服务态度了。（笑）（T镇参保居民16—56岁—男）

从整体来看，农民对医疗卫生服务的满意度低于对医疗卫生政策的满意度。具体进行医疗卫生服务的提供的过程实际上就是一种政策执行的过程，过程往往充满了比规划中多得多的复杂互动，由此容易产生矛盾。由于国家对乡镇卫生院的定位是基本医疗，乡镇卫生院能看小病可以说正是这种政策追求的一种表现，大病需求则分流至上级医院，但是对于农民来说，他们希望能够就近享受到高级别、高质量、高水平的医疗卫生服务，对乡镇卫生院基础设施和医疗设备以及医疗水平的抱怨，使乡镇卫生院和医务人员在某种程度上成了政策规定的"替罪羊"。

对于卫生室的诊疗人员，还是因为门诊总额预付，根据服务人口，诊疗人次，签合率等推算卫生室可以报销多少人次，诊疗费10块，如果超出就不给报销，而且一个月一次核算，好多的一体化卫生室在报销时每天只能报销总看病人数的60%或40%，比如100个人看病能报销50个或60个，其他的都不能报销，这样就导致病号很早就排队，因为晚了就不给报了，刚才局长也谈到了病源的淡季和旺季问题，但就算是在淡季的时候，病号少的时候，这种预付可能也是不够的，老百姓对此是有意见的。另一个不满意点是基本药物制度后的

药品问题，老百姓认为没有药就是你医院的问题，产生
抱怨，我对他们解释政策的各种规定，有理解的，有不
理解的，就认为是我们医院的问题。(T镇卫生院院长)

三、参保居民的规避政策行为

(一) 规避政策原因

1. 农民个体化意识的觉醒和不足

改革开放以后，农民逐渐从社会主义集体中抽离出来，农业
生产基本上以家庭经营为主，农民拥有了自由流动、外出务工的
机会，除了土地在名义上仍然属于集体以外，农民跟集体几乎没
有其他的实质性关联，农民逐渐摆脱了对集体的组织性依附。与
此同时，国家也有选择地从乡村社会隐退，除了公共政策的执
行，国家权力极少干预农民的日常生活，这在客观上为乡村社会
让渡了一定的"空间"，也逐渐引致乡村社会日趋"个体化"。①
农村医疗卫生政策改变了政府在农村医疗卫生事业中相对责任缺
失的局面，是国家和政府用于解决农民医疗保障问题、保障农民
享受医疗保障的权利的社会政策，其出台和执行与农民的"个体
化"有着密切关系，因为社会政策在本质上即是与社会保障和公

---

① 吴理财. 论个体化乡村社会的公共性建设 [J]. 探索与争鸣, 2014, 13
(1): 54–58.

共服务密切相关的。

首先，随着农村社会经济条件的改善、市场经济多年的洗礼以及城乡一体化进程的加快，原来保障体制较为匮乏的农民具有了较高的权利保障意识和保障需求。其次，国家对农村公共事业的重视和发展也进一步唤醒了农民的权利保障意识，较低水平的保障已经无法满足农民的需求，农民开始由最初的"感恩"心态向要求更多的权利和保障状态转变。再次，劳动力市场的分割、家庭福利能力的下降、过度教育和"碎片化"社会政策等因素的相互合力，导致了传统人情福利的继续存在但又不复从前的保障能力，产生了与正式社会政策个体化效果相反的"去个体化"效果，农村医疗卫生政策的出台和执行，是农民"个体化"发展到一定阶段以及我国"个体化"情况复杂的客观要求。[①] 最后，相对于西方社会，中国农村社会的个体化并不是现代性自然生长的结果，而是国家规划式变迁的"压缩现代性"，前现代、现代、后现代的各种矛盾和碰撞以非常密集的方式杂糅压缩于个体化进程中，中国乡村缺乏西方社会的自由主义传统和个人主义文化，权利边界模糊，容易形成"极端个人主义"。[②] 在个体化进程中，农民有其自身的行为逻辑，在农村医疗卫生政策的执行过程中，农村患者为了追求自身的医疗卫生福利最大化，也会在

---

① 周幼平. 中国社会政策变迁研究：一个演化的视角（1978—2008）[D]. 上海：上海交通大学，2012.

② 张良. 现代化进程中的个体化与乡村社会重建 [J]. 浙江社会科学，2013（3）：5-11.

自身行为逻辑下围绕政策规制做出自己的行为选择策略。

2. 医疗卫生服务的特殊性

由于医疗卫生服务领域的特殊性，农村医疗卫生政策执行涉及患者的道德风险的问题，从而使患者产生规避医疗卫生政策的行为取向和行为方式。第一，由于医疗卫生政策的实施和医疗卫生服务的提供，个人规避防范风险的动力和意愿会有所减少，从而使得疾病损失发生的概率发生扭曲。一方面，个体的生活方式和行为习惯会影响疾病的发生，医疗保障有可能会影响个体的生活方式，从而改变了疾病的发生概率，产生"事前道德风险"；另一方面，在疾病发生后，治疗方案往往有很多种，参保患者在观念里倾向于认为医疗卫生服务的价格反映了治疗的效果，进而会选择"昂贵"的治疗方案，产生"事后道德风险"。Feldstein 对道德风险所造成的福利损失进行过有影响的研究，认为因道德风险而造成的医疗费用的增加包括：已购买的服务中因个人自付费用的减少而增加的服务量；已购买服务的价格的上升部分；因获得保险覆盖而消费的服务量和价格增加；因保险覆盖而使购买的服务质量提高部分，其中包括那些昂贵的、技术密集型服务。[①] 第二，医疗保险本身还存在着医疗卫生服务提供方的道德风险，Arrow 提出，由于疾病的不确定性和医疗卫生服务的高度专业性，医患双方处于信息的严重不对称，这种不对称性会导致

---

① Martin Feldstein, "The Economics of Health and Health Care: What Have We Learned? What Have I Learned?" Am. Econ. Rev. 85 (1995): 28 – 31.

医疗卫生服务提供方对患者制造诱导性需求，从而增加自身收入，使得医疗费用上涨。[1] Shain 和 Romer 所进行的研究也发现了"床位创造需求"的现象;[2] Feldstein，Rizzo 和 Blmnenthal 则认为医生存在自身的目标收入，当其收入下降或与其目标收入有较大差距时，医生可能会诱使患者产生更多的医疗卫生服务需求或提高医疗价格。[3] 由于医疗保险第三方付费的特点，医疗卫生服务提供方和患者的道德风险会产生重叠，医疗卫生服务提供方的诱导性行为刚好符合患者追求"昂贵"医疗卫生服务的心理，从而导致医疗卫生服务费的上升，甚至产生恶性的"骗保"行为。

(二) 规避政策表现

1. 保守意识对政策接受度

农村患者对于农村医疗卫生政策的认识和接受存在一定的过程，虽然这本身是一种个体对于政府、政策的审慎，任何政策目标群体对政策的接受都存在一个过程，然而另一方面这种审慎态度在有些时候已经不再止于"审慎"，而是成为一种保守意识，这种保守意识也影响着政策的执行。

① Arrow. K. J. Uncertainty and the Welfare Economics of Medical care, American Economic Review (53): 941 – 973.

② 富兰德，古德曼，斯坦诺. 卫生经济学 [M]. 6 版. 王健，等，译. 北京: 中国人民大学出版社，2011. 219 – 229.

③ Rizzo J. A., D. Blumenthal. Is the Target Income Hypothesis an Economic Heresy [J]. Medical Care Research and Review, 1996, 53 (3): 243 – 266.

刚开始我们动员老百姓加入保险（"新农合"），有时也觉得挺费劲的，虽然让老百姓交的那些钱基本上也都出得起，但好多老百姓（节）省惯了，平时有点感冒发烧啥的可能都还扛着不花钱买药呢，你现在劝他在没病的情况下交钱，好多人不高兴。再一个，还有老百姓觉得，哪有恁好的事儿呢，参保后国家还给你花钱看病，有一家那个老的就跟我说现在国家不收咱的钱了（税费）就怪好了，咋还能指望人家倒给咱钱呢？（J县人社局工作人员）

但是问题是什么呢，即使是免费，很多老百姓也意识不足，即使针是免费的，也不来打，即使签字也不来打，还有查体，需要多次动员，有时甚至动员也不来。（T镇卫生院医生）

人的想法，群众的意识，就是那样，有些吧，类似于讳疾忌医，你免费查体，我要是查出来什么问题，我心里难受呀；还有些就是脾气特别犟，就是不查，这样的得占10%，有时两口子来，老伴查了，另一个就是不查。（T镇卫生院医生）

2. 不合理的医疗服务逐利

当病人还没有能够形成患者的社会角色所要求的受熏陶态度时，他们很可能会有意无意地给医生施加巨大的心理压力，倾向于让医生超出其职责去做办不到的事情，甚至给医生以压力让医生做如医生自己所说的"没有意义的和应当受到责难的治疗"

这样的事情，因为很多患者总是想尽快地消除病痛，最好是能够立竿见影，医生被迫这样做，并非因为他们应该这样做，而是因为他们的患者总使他们这样做。结果，医生发现自己某些情况下只得顺从患者的期望，而这些患者事实上已经做出明确的自我诊断，从而使得医患之间出现了不可思议的角色主导性逆转，医生成为了焦虑患者的同谋。① 一方面，由于医疗卫生服务"第三方付费"的特殊性，作为"理性人"，农民从个体利益出发，有追求医疗卫生福利最大化的倾向，不顾实际健康状况片面追求"少负担、高消费"，在约束机制不力的情况下，还有可能形成某种形式的"医患合谋"。另一方面，农民甚至有时会单纯地从逐利角度而非医疗角度做出某些行为，这些行为可能违规甚至违法，在医务人员看来类似于某种"讹诈"，但对于患者个人来说，却可能属于某种"精明"的表现。

> 以前人也没那么娇惯，感冒发烧啥的也不是不能抗过去，再说感冒吗，我就经常给他们说多喝水多穿衣服就行，非得让开药，劝他吧，人家说又不让你花钱，还有那种动不动就喊着要打个吊瓶的，在我们医生看来真没必要，这种情况多了也就懒得费嘴皮子说了。(T镇卫生院医务人员)

> 之前打预防针有个什么事儿，有个人抱着个死孩

---

① 罗伯特·K. 默顿. 社会研究与社会政策 [M]. 北京：三联书店，2001：157.

子来打预防针，我们医生摸了下体温，说你这个孩子
已经死了呀，这人抱着孩子就跑了，这就是想趁机把
责任推你打预防针上，然后跟我们医院要钱。(T 镇卫
生院院长)

3. 对医疗纠纷采取激烈医闹

当前发生医疗纠纷时，通常有三种渠道来解决：医患共同协
商、申请医疗事故鉴定、提出法律诉讼。然而，由于鉴定机构与
医院存在着千丝万缕的联系，其公信力往往会受到质疑，并且由
于法律诉讼一方面难以改变患者信息方面的弱势地位，另一方面
患者尤其是农村患者难以承受法律诉讼所耗费的人力、财力与时
间，这使得处在信息方面劣势地位的农民在遇到医疗纠纷时很难
通过合法途径解决问题，进而选择"医闹"这种扩大纠纷的方
式来解决。

笔者在调研期间曾遇到过一次起因于儿童疫苗接种的医疗纠
纷。一名儿童在疫苗接种中注射了疫苗，当时并没有出现症状，
随后出现肺炎症状，前往镇卫生院就诊，诊治后，镇卫生院医生
建议转诊去上级医院，但儿童父母坚持留下继续治疗，两天后儿
童死亡。儿童父母认为是疫苗引起发病并导致死亡，要求卫生院
承担赔偿责任。卫生院拒绝赔偿要求：一是疫苗不存在质量问
题，是按规定注射，二是建议过转诊，是家长的顽固导致了儿童
的死亡。死者家属将尸体放在卫生院，召集了 30 位左右亲戚熟
人，一部分堵在大厅干扰医务人员进出，另一部分带入火纸和纸
人并焚烧，引起围观，卫生院无法正常运营。卫生院院长和死者

家属谈判，提出走法律途径，根据《山东省预防接种异常反应补偿办法》规定，不管免费还是自费疫苗，出现异常反应和人身损害经过调查确认后，可以获得补偿。死者家属拒绝，声称调查不过是"医生间的伙同"，老百姓不懂，没处讲道理，卫生院不负责，就找政府上访主持公道。在对峙中，死者家属和医务人员起了言语冲突甚至肢体冲撞。卫生院院长联系派出所维持秩序，并联系医疗分管镇长商讨解决办法，死者家属也找到综治办讨要说法。随后，死者家属代表、卫生院院长和政府代表人员开始协商。政府代表人员首先站在同情、理解、支持死者家属的立场上，对其进行安慰；其次又强调政府权威，要其相信政府处理的能力，并说明冲突的危害性和无效性；最后又强调政府的难处，将事件上升到对政府和地方的不良影响。在对待卫生院方面，首先在死者家属面前对其进行批评；其次又向死者家属解释其为难之处，请求谅解；最后要求卫生院对死者家属赔偿，但赔偿数额比死者家属要求的数额极大减少。约 2 个小时后，死者家属招呼亲戚抬走儿童尸体及其他物品离开，政府代表人员也号召围观群众散去。

从广义上看，社会由不同的群体构成，不同的群体通过组合体形成不同的结构形式，群体间的相互作用本身就含有博弈的意味。从狭义上看，行动参与方在相互作用的过程中所采取的行动策略皆是一种博弈，此次的医疗纠纷实际上即一次利益相关者互动、博弈的过程。博弈是一个动态的过程，双方行为受时间、空间及对方行为的影响，并在此基础上做出自己的行为反应，这种行为反应可以称为"行动策略"。在赔偿遭拒后,死者家属对卫生院"医闹",并拒绝"走法律程序尸检",博弈陷入僵持时,则要求政府出面给说法。农村患者受文化水平较低的限制以及医疗卫生服务的专业性较强的特点,在与医生的博弈过程中开始时处于相对弱势的地位,于是患者反其道而行之,即在整个博弈中,无论具体采取何种行为方式,死者家属的行为策略始终是确定"受害者"角色,强调利用弱者身份,如当卫生院提出进行尸检时,死者家属尽管可能存在心虚,因为他们不懂医疗知识,并不确定是否真是疫苗导致了死亡,但这种"不懂"转而成为其表现弱势的方式。这种以弱者身份出现的博弈主体被称为"作为武器的弱者",即弱者本身成为一种武器,由于弱者在传统认识中是被欺侮和损害的对象,是社会与政府应该保护的对象,保护弱者体现社会关怀和人道精神,从而使弱者能够从"弱者身份"上获得强大的社会力量、道德潜力、正义表象及政策性庇护。① 尤其在此次医疗纠纷中,死者是儿童更加剧了死者家属形象的悲惨,并因为在医疗卫生服务中医生相对于患者占有绝对的知识和信息优势,更加对比出死者家属的弱势地位,死者家属在博弈中充分利用了这种弱者身份,从而可以在正式规则之外寻求自身利益的较大化。

---

① 董海军. "作为武器的弱者身份": 农民维权抗争的底层政治 [J]. 社会, 2008, 28 (4): 34-58.

四、小结：参保居民的行为

一方面，农村参保居民是农村医疗卫生政策的目标群体，其对政策的知晓度、接受度、满意度是政策评价的最重要维度之一，对政策的制定和执行以及进一步完善具有重要作用。另一方面，农村参保居民是农村医疗卫生服务的享受者，其对医疗卫生服务机构提供医疗卫生服务的评价等可以直接衡量医疗卫生服务机构的服务的质量。总体来看，在农村参保居民的行为目标是为了获得医疗卫生福利最大化，争取用最少的费用获得最好的诊治。参加"新农合"以及其他农村医疗卫生政策的执行对农民就医行为产生了影响，其在实际就医过程中，都会先考虑一下"政府能给报销多少钱"，然后选择一个自己认为最为"划算"和"省钱"的就医方式，尽管对政策的了解可能不够全面，对自身疾病程度的评价也未必科学，从而其就医行为未必真正使其利益实现了最大化，然而在主观上，农村患者确实在根据自身的认知水平在政策规制之下做着自己的行为选择。

通过对 T 镇农村患者的参与观察和深度访谈，可以看出，一方面农村参保居民会在政策规制的前提之下以及自己的能力和偏好范围内，尽量参与政策、利用政策获得医疗卫生福利。在参与和利用政策的同时参保居民对政策也存在一定程度的不满意，但是当前中国的政策反馈机制尚不足以使这种不满获得有效重视，这种不满意多沦为一种飘散在基层的抱怨。另一方面，作为一个

理性人，为了获得医疗卫生福利的最大化，参保居民可能会利用
政策的欠缺之处，违规或者规避政策实现自身利益。同时参保居
民还利用风俗习惯、舆论等非正式规制等，对正式规制的效力产
生削减作用。

　　因此，与农村医疗卫生政策试图保障农村居民享受基本的医
疗卫生服务的目标不同，作为农村医疗卫生政策目标群体的参保
农民致力于在政策规制内甚至政策规制外追求自身利益最大化，
而并未将自身的利益目标与政策目标有机地结合。

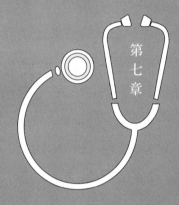

第
七
章

席间交错——政府、医院及参保居民的行为互动

所有的道德体系都教诲要向别人行善，从这个意义上讲，
它们当然是在赞扬利他主义行为。但问题是如何能够做到这一点。
但只有良好的愿望是不够的——我们都知道这会铺出一条怎么样的道路。
严格地去做那些对他人明显有利的事情，并不足以形成扩展的秩序，
甚至会与这种秩序相悖。

——哈耶克《致命的自负》

一、政府、医院及参保居民的互动

所谓利益相关者（Stakeholders）包括组织环境中的任何有关方面，是指环境中受组织决策和政策影响的任何相关者，如政府机构、雇员、顾客、供应商、所在社区及公众利益集团等。根据利益相关者的定义，农村医疗卫生政策执行过程中的利益相关者包括：政府及其医保机构（保方）、定点医院和定点药店，即基层医疗卫生服务机构（医方）、参保居民，即参保患者（患方）三个方面。① 这三方利益相关者由于农村医疗卫生政策的制定和执行而相互关联，共同成为农村医疗卫生政策的参与主体，由于各自的功能以及行为目标，这三方在客观上形成了相互之间的利益关系和互动关系。

组织存在于环境中，组织的生存依赖于与环境（其他组织）之间的资源交换，当一个组织依赖于另一个组织所拥有的资源，另一个组织将对这个组织拥有一定的支配权力。② 政府及其医保

---

① 赵林海，汤质如，颜理论. 社会医疗保险机构"逆向选择"和"道德风险"行为分析［J］. 中国农村卫生事业管理，2005，25（11）：27－28.
② 王宗凡. 从冲突到合作：医保政策执行中医保管理机构与医院互动方式的转变［D］. 北京：北京大学，2010.

机构以支付资金和监督管制作为对医疗卫生服务机构的控制手段；医疗卫生服务机构以控制医疗技术和设备为垄断条件维护自身运营利益；参保居民作为政策目标群体具有庞大的人群、广泛的社会话语权以及在定点范围内的就医的自主权，因此，在农村医疗卫生政策中，三方政策参与主体即政府及其医保部门、乡镇卫生院和农村居民都各自有着自己的资源优势，作为"理性人"，他们各自依据自身的资源优势在自己的利益偏好之下做出行为，由此形成复杂的互动关系。

（一）政府与医院

在政府及其医保机构与医疗卫生服务机构两者之间，一方面，政府及其医保机构通过财政补偿、报销医疗卫生费用以及倾斜性政策成为医疗卫生服务机构获得收入的主要来源之一。另一方面，政府及其医保机构凭借行政权力通过设置定点医院的准入标准、规定报销医药项目以及监管考核医疗卫生服务状况等方式对医疗卫生服务机构进行约束，从而保障自身资金的平衡和医疗卫生服务提供的质量。

在农村医疗卫生政策的执行过程中，政府及其医保机构与医院之间就存在着资源上的相互依赖关系：前者依赖后者的专业技术，后者依赖前者所支付的医疗费用，在这种相互依赖关系的基础上，政府及其医保机构与医疗卫生服务机构存在两组利益矛盾。第一组利益矛盾是政府监管与医疗卫生服务机构运作之间的矛盾。政府及其医保机构因为自身财政能力以及对参保居民医疗卫生服务满意度的关注会根据医疗卫生政策对医疗卫生服务机构施加控制和制约的行政权力，如定点医疗卫生服务机构的准入、医疗费用的审核和支付等，由于这种制约和控制会有损于医院的利益，医院会由此对政府及其医保机构甚至整个医疗卫生政策产生敌意和排斥，对规制提出的各种要求不予配合或者消极抵抗。第二组利益矛盾是医疗卫生费用支付的矛盾。由于医疗保险的第三方付费特征以及医疗卫生费用是医疗卫生服务机构的主要收入来源，医疗卫生服务机构在对患者的治疗过程中往往会忽略医疗成本，倾向于诱导患者高消费，而这些增长过快的医疗费用中有相当一部分需要政府及其医保部门承担。而与医院在医保费用支出上的不计成本相反，政府及其医保部门要求医院在提供医疗卫生服务时对参保居民的医疗费用进行审核，要求医院使用尽可能少的医疗资源或者较低的医疗费用就能使患者得到较高质量的医疗卫生服务，于是二者因为各自目标的不同而产生矛盾。

（二）政府与参保居民

在政府及其医保机构与参保居民两者之间，一方面，政府及其医保机构通过财政投入以及制度构建成为参保居民享受医疗卫生服务的供给者，这是政府应当承担的义务也是其行为的应有目的。另一方面，由于政府财力的限制以及医疗保险制度的特征，参保居民需要根据政策规定向政府及其医保机构缴纳一定比例的参保费，因此在医疗卫生政策中，政府及其医保部门承担着既是付费方同时又是收费方的双重角色。

在农村医疗卫生政策的执行过程中，政府及其医保机构与参保居民互为存在着一定程度的资金依赖关系，在这种依赖关系的基础上，政府及其医保机构与参保居民之间存在两组利益矛盾。第一组利益矛盾是政府及其医保机构与参保居民之间关于报销费用的矛盾。作为参保居民享受基本医疗卫生服务的代理和供给方的政府及其医保机构，除了关注参保患者所接受的医疗卫生服务质量、参保患者的满意度外，还需要关注自身的运行成本问题。而相对于作为保方的政府及其医保机构而言，患方更关注其在接受医疗卫生服务时自付成本的大小、获得医疗卫生服务的质量高低以及心理、生理的满足程度。如果患方认为可能是由于保方的因素而使其获得基本医疗卫生服务的自付成本变高，或者认为参保方所选定的医疗卫生服务机构提供的医疗卫生服务质量存在问题，无法实现自己在就医过程中所希望获得的生理、心理方面的满足程度时，患方会对参保方产生不满，并且希望参保方能够制定解决办法。第二组利益矛盾则是政府及其医保机构与参保居民之间的费用缴付矛盾。由于医疗保险制度的特殊性，参保居民在不同的保险项目中需要个人自付的资金比例不尽相同，参保居民总希望尽可能地降低自身的自付比例，治疗费用尽可能多地由保险方即政府及其相关部门承担。而在医疗保险的实施过程中，参保方又总是偏好于保险那些治疗费用较为容易估计的医疗项目，对于费用支付难以控制的医疗项目予以剔除或者只报销较低比例的费用，其余的则由参保居民自行承担。

(三) 医院与参保居民

在医疗卫生服务机构与参保居民两者之间，一方面，由于医疗卫生服务机构是医疗卫生服务的具体提供方和医疗卫生服务发生的实际场所，参保居民对医疗卫生服务的利用必须建立在前者的提供基础之上。另一方面，除去按照医疗卫生政策规定所能报销的费用，参保居民在接受医疗卫生服务的过程中还需要自己支付一定比例的医疗卫生费用，这部分医疗卫生费用成为医疗卫生服务机构除财政补偿之外的收入来源之一。

在农村医疗卫生政策的执行过程中，医疗卫生服务机构与参保患者基于各自的资源优势以及行为目标形成了两组利益矛盾。第一组利益矛盾是，医疗卫生服务机构与参保患者之间医疗费用自费支付矛盾。参保居民参加医疗保障所能够获得的报销比例和补偿金额毕竟是有限的，参保居民在获取医疗卫生服务时，仍然存在相当大部分的自付比例，自付比例具体的多少就取决于医院与患者的互动，由于医院和患者都有自身的经济利益需求，二者在医疗费用的支付上存在着巨大的矛盾，医院成为"看病贵"的实际发生场所，医患关系紧张也成为医患矛盾的一大典型表现方式。第二组利益矛盾是，医疗卫生服务质量的矛盾。医患之间的矛盾，除了医疗费用的高低、医患之间彼此的信任、医疗卫生服务态度等问题，其最根本的矛盾还是治疗效果即"看不看得好病"的矛盾，医疗卫生服务机构所拥有的人力资源、技术设备有限而患者对其需求的无限和高要求之间由此存在冲突。此外，由于医疗卫生服务机构与参保患者互动关系的直接性，由于医方是患方所享受服务的直接提供者，医患间的关系较其他两个关系而言则更为密切，在这种直接的接触和互动中倾向于产生更为复杂和微妙的关系，由此"医患关系"问题也就成为医疗卫生服务领域备受关注的一个问题。①

二、政府、医院及参保居民的实际互动

（一）政府与医院及参保居民

1. 政府与医院的互动

当地基层政府及其医保机构对基层医疗卫生服务机构即乡镇卫生院主要有两种行为方式。一是制定各种具体的政策规制，凭借行政权力推进基层医疗卫生服务机构的执行政策；二是制定各种考核标准，对基层医疗卫生服务机构进行考核。基层新医改的重要内容即是重新进一步定位乡镇卫生院的地位、功能及其公益性质，基层政府及医保机构在落实政策的过程中对乡镇卫生院进行各种规范管理，实施各种考核，制定相应的考核标准。从当前的管理趋势看，政府及其医保部门对乡镇卫生院的管理力度是逐

---

① 汪潇，薛秦香. 对中国医改后所面临问题的分析——从医·保·患三方关系的角度 [J]. 中国医学伦理学，2009，22（1）：136–137.

渐加强的，约束其逐利行为，保证其公益性质，保障医保资金的平衡，确保医疗卫生服务的质量。

然而，在实际的运作过程中，尽管政府及医保机构对医方的监管在加强，但是实际的监管力度比较有限，大多数情况下只能按照制定好的政策规则完成对医方的监督。一方面，由于医疗卫生专业知识较为复杂并且难以掌握，医疗卫生服务质量相对比较难以量化，政府及其医保部门即使具有一定程度的相关知识，并且进行过专门的考核培训，但在实际考核中仍然由于知识储备的欠缺而影响考核的质量，而且，医疗卫生服务机构还可能从自身的专业角度对政府及其医保部门的考核标准持怀疑态度，甚至利用自身的专业知识规避应付考核，这让考核更加难以进行，即使进行也难以保证考核的科学性和准确性。另一方面，由于一个地区整体的医疗卫生资源总是有限的，政府建立一座公立卫生院所花费的成本十分巨大，完成医疗卫生政策的目标，必须依靠医疗卫生服务机构的医疗卫生资源，因此乡镇卫生院一旦建立起来，政府总是倾向于其能够一直维持正常运转，通常情况下并不会轻易更换定点医院，在这种盘活乡镇卫生院发展的思路下，对乡镇卫生院的考核通常充满了灵活性和柔软性，其很轻易地会使考核流于某种形式。

2. 政府与参保居民的互动

基层政府及其医保部门一方面要面对完成上级政府任务的需要，另一方面承担着保障居民享受医疗卫生服务权利的使命，因此其所致力的就是让广大农村居民参加农村医疗保险（即不断扩

大医保覆盖面），接受并理解农村医疗卫生政策所能带来的收益
（即不断提高农村医疗卫生政策接受度）。为此，为了增加医疗
卫生政策的普及度，实现农村医保的参保率要求，当地基层政府
采取了多元化的方式对医疗卫生政策进行宣传。

笔者在实地访谈中了解到，在实行新型农业合作医疗保险的
最初阶段，当地基层政府发动了当地的民政部门，医保部门的工
作人员，采取了拉横幅、印制及发放简单的宣传手册、利用乡镇
广播喇叭进行政策宣传和动员、在乡镇主要街道设立宣传栏张贴
政策条例、工作人员登门入户劝说居民参保等多种方式来激发农
民的参保意识。在最初开展公共医疗卫生服务项目时，当地基层
政府也采取了上述类似的宣传方式，并且还采取了一定物质发放
奖励来吸引农民参与，如在调研过程中，笔者曾在居民家中看到
印有各种宣传标语的水杯、脸盆等生活用品，皆为居民在进行免
费查体等项目时所获得的赠品。

尽管基层政府在促进农民参保、参与医疗卫生政策的过程
中，采取的方式已经不是原来的凭借行政权力的命令式方式，但
是，基层政府这种提高农村居民政策接受度的行为存在的单方面
性本质上仍然是家长制政府的一种变形。一方面，基层政府本身
对于上级政策科学合理性都是存在某种程度的质疑的，但是在政
策的宣传推广中却只会强调政策的优越性以及政策可能带来的收
益，避而不谈其对政策的疑虑。另一方面，则是当面对居民对于
政府政策的质疑时，基层政府及其工作人员则会采取“人情味”
的方式，做出“希望居民能够体谅政府的难处”之类的语言表

述，从而缓解消弭这种质疑。这种貌似积极的温和的政策推广方式缺乏对政策的反思性以及对反思性的接受，不但对上级政策全盘接受，而且希望农民对政策全盘接受，而并不会去尝试构建合理的政策反馈渠道。

（二）医院与政府及参保居民

1. 医院与政府的互动

尽管在名义上医疗卫生服务机构处于政府及医保机构的行政权力和经济权利的约束之下，但事实上医疗卫生服务机构相对于政府及医保机构具有无可比拟的信息优势和资源优势。由于医疗卫生服务机构具有技术、设备等资源，使其处于某种精英的垄断地位，尽管政府及医保机构对其有监管权力，如设置定点医院的准入门槛等，但这种垄断地位以及巨大的交易成本，使得政府及其职能部门不能轻易对医疗卫生服务机构进行更换，在这种生存得以保障的前提下，医疗卫生服务机构可以利用自身优势实现其利益最大化。

以公共卫生服务为例，新医改政策对乡镇卫生院的定位是兼顾基本医疗和公共卫生服务。一方面，由于政府对公共卫生服务有明确的政策规定和政策倡导，并且对乡镇卫生院发展公共卫生服务进行了相当数量的财政投入，并且制定了具体的考核指标；另一方面，由于公共卫生服务涉及的项目如免费查体等，群众受欢迎程度较高，并且相对于基本医疗不容易产生风险。因此，乡镇卫生院倾向于将很大一部分精力投入公共卫生服务，而忽视或减少基本医疗行为。乡镇卫生院这种行为虽然没有违反政策规定，响应了政策倡导，但实际上更多的是一种在实现公共政策目标的表象下利用自身的医疗技术专业信息优势和政策掌握度的信息优势而做出的趋利避害的行为。

但是，这并不意味着医疗卫生服务机构占有绝对的优势地位。在中国，行政权力占有无法忽视的地位，对任何单位和组织都有着无可回避的约束力，并且为了约束医疗卫生服务机构的各种逐利行为，政府及其医保机构针对公立医院展开一次又一次的改革，可以说这种约束呈现出逐渐增强的趋势。在应对政府及其医保机构对其进行的管理和考核时，尽管乡镇卫生院会在自己能力范围内争取一定程度的机动性和灵活性，甚至表达某种不满，但应对这种考核仍然是乡镇卫生院的主要任务和目标之一。在定性访谈中，笔者了解到每次接到相关上级部门如卫生局、人社局的考核检查通知时，整个乡镇卫生院都会召开会议商讨各种事宜，从而应对考核检查。

2. 医院与参保居民的互动

虽然医疗卫生服务是以患者为中心和目标，但医疗卫生服务机构仍然能够凭借自身的资源优势在与参保居民的互动中形成某种优势地位。一方面，由于医疗技术的复杂性，医疗信息的专业性，外行人往往难以判别信息的真伪，而倾向于单方面依赖医疗卫生服务机构的说法，医疗卫生服务机构由此可以利用自身这种专业的精英的地位对政府行为和患者行为暗中进行规避或引导，如通过对疾病危险程度的私下判别，稍微认为有难度的诊疗即从趋利避害角度将患者推向上级医院，而不去考虑患者在上级医院更高的花费以及对上级医疗卫生资源造成的过度利用；另一方面，除去医疗卫生技术方面的信息优势，由于医务人员通常受过较为正规的教育，并在医保政策的执行过程中接受过相关的政策培训，相对于参保居民，其对医疗卫生政策的信息知晓度也占有优势，由此，其可以利用政策信息或将患者引导至上级医院或在医患双方的博弈过程中（如前文所述的"医闹"事件）占据优势地位。但是，医疗卫生服务机构的这种信息优势也并非没有失效的时候，由于农村参保居民受自身知识文化水平的限制，同时可能借助于当地的社会网络，风俗习惯等，极可能无视或违背规则，从而使得医疗卫生服务机构的技术和规则信息优势无所可用。

此外，在农村医疗卫生服务中，医院与参保居民之间的互动除了对抗，还存在某种合谋。医疗保险的第三方付费特征使得医疗卫生服务机构与参保居民具有了形成医患合谋的可能性，即因为参保居民可以报销的费用是医疗卫生服务机构的收入来源之一，而参保居民在可报销范围内亦会倾向于尽可能地高消费，二者由此会共同形成追逐昂贵治疗的同谋。由于乡镇卫生院所能够提供的医疗卫生服务都处于相对低端的水平，乡镇卫生院较为落后的医疗设备以及基本药物目录出台后基层药物种类的有限，医疗保险中容易出现的医生和患者合谋追求"高精尖"医疗卫生服务，然后由作为第三者的保方付费的情况并不常见，然而在基层医疗卫生服务中也产生了新形式的"医患合谋"，如前文所述，为规避自身的医疗风险，基层医疗卫生服务机构会将患者推至上级医院，这种行为呈现出让患者获得更高级别医院的医疗卫生服务的表象，患者在心理上易于接受和同意，由此二者形成合谋。

（三）参保居民与政府及医院

1. 参保居民与政府的互动

尽管参保居民是医疗卫生政策的服务对象和目标群体，但对于政府出台的农村医疗卫生政策，从整体上看，农村居民还是处于一种单方面接受状态，通常是政府出台什么样的政策，农民即接受什么样的政策。即使农民可能对政策存在一些方面的不满，这种不满也大都演变成一种私底下的谈论和抱怨，并且由于在其惯有的思维方式里并不认为自身行为可以对政策产生什么样的改变，其更倾向于尽可能地去了解政策可以给自己带来哪些实际收益，甚至去了解政策有哪些灰色地带可以让自己利用从而实现利益的最大化（如前文所分析的"医患合谋"行为）。

在农村医疗卫生政策中，"新农合"政策是以自愿参保为原则，可以说选择是否参保是农民对于该政策的唯一权利，而一旦接受了政策，参与到政策之中后，农民就基本不再具备讨价还价的余地。因为在参保人和医保机构的关系中，参保人相对比较弱势，医保机构比较强势，参保人是单独的个体，缺乏监督代理人的力量和组织系统，而医保机构则不仅具有专业化、组织化的力量优势，而且还拥有政府强势的行政权力，参保人通常只能接受管理，很难对医保管理中的问题产生重大影响，参保人一方的弱势使得医保机构在制定相关政策时有可能不太重视参保人的利益，在医保的起付线、封顶线、支付比例这些参保人十分关注的问题上，参保人鲜有发言权。

2. 参保居民与医院的互动

相对于医疗卫生服务机构，如前文所述，参保居民具有信息及资源上的劣势，毕竟任何医疗卫生服务的获取都必须经由医疗卫生服务机构来提供，并且由于农村医疗卫生政策的报销倾斜性，乡镇卫生院在农民的就医选择中占据一定优势地位。经过基层新医改，在农村的医疗卫生服务中，参保居民对于乡镇卫生院的不满更多并非来自医疗费用，即在基层医疗费用问题并没有成为医患双方博弈互动的主要焦点，而是来自对乡镇卫生院服务质量的不满，在调研过程中，笔者一再听到当地参保居民"便宜是便宜了，但是拿不到啥药也看不好啥大病"的评价。医疗卫生服务的终极目的是治病救人，因此医患双方最根本的问题其实就是治疗效果的好坏，所以对医疗卫生服务质量的不满是比对医疗费用不满更为严峻的问题。一方面，由于乡镇卫生院自身资源的不足，其门诊住院环境相对较差，无法满足患者日益上升的对更高质量服务的要求；另一方面，由于乡镇卫生院的高端服务功能有限，疑难杂症的诊治效果较为一般，无法满足患者对于医生和医疗的理想化要求。

在实际的医疗卫生服务过程中，一旦无法获得满意的医治效果或者发生了医疗事故，患者就很难会顾及乡镇卫生院自身服务水平本身较为基础的服务定位，而倾向于将责任全部推向乡镇卫生院。当患者对乡镇卫生院的医疗卫生服务不满意时，医患互动这一对在医疗卫生服务过程中最重要的互动关系就受到损害，对此患者会采取"医闹"作为自身的权利救济方式。在这种"医闹"的行为方式中，患者一方面忽略了乡镇卫生院在既定医疗卫生政策下所具有的医疗卫生资源弱势地位，另一方面也忽略了自身医疗卫生权益在既定医疗卫生政策下所能获得的合法救济方式，同时还隐含着凭借自己弱势群体地位、社会关系网络以及当地的风俗习惯可以不去顾及政策规制的想法。

三、小结：政府、医院及参保居民互动的问题

通过对政府及其医保部门、基层医疗卫生服务机构以及农村参保居民三方政策参与主体客观存在的互动关系以及在农村医疗卫生政策执行过程中的实际行为互动的分析，可以一窥三方政策参与主体的行为互动具有以下三方面特点。

首先，三者之间互动关系基本上是一种应对式的互动，而不是建立在良好沟通和信任基础上的互动，无论是农村医疗卫生政策三方参与主体的哪一方，都倾向于认为自己存在某种"被动性"和"为难之处"，从而利用各种政策内或政策外手段来维护自身利益，实现自身目标，消除另外两方给自己带来的约束和压力。

其次，在这种应对式的互动过程中，政府及其医保部门、基

层医疗卫生服务机构及农村参保居民三方在合力之下尽管也能在某种程度上实现农村医疗卫生政策的政策目标,但无疑并没有充分实现原初的政策目标,并且政策目标在很大程度上让位于各自的利益目标,从宏观和长远来看不利于农村医疗卫生政策的执行和改进,无益于农村医疗卫生服务的提供。

最后,在实际的互动过程中,政策的三方参与主体都消耗了相当大的成本,并产生了很多摩擦,这种非良性的互动以及互动结果将会成为三方参与主体下一步行为时所要考虑的前提和背景,如果缺乏良性的引导,只会在彼此的敌意和不信任中进入恶性循环的互动之中。

综上所述,政府及其医保部门、基层医疗卫生服务机构以及农村参保居民为了追求自身利益的实现,凭借自身的优势资源进行行为互动,这种互动影响着医疗卫生服务的提供以及医疗卫生政策的执行。然而,政策三方参与主体围绕利益进行的行为互动一方面由于对自身利益的追逐而影响了医疗卫生政策宏观目标的实现,另一方面也并未使得自身的利益得到充分的实现。

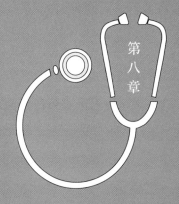

第八章

改席——引导农村医疗卫生政策参与主体的行为

在当今经济社会政治资源高度分化的时代，如何把使相互冲突、复杂多变甚至目的不够明确的社会生活纳入一个清晰的、统一的目标，将人们各自为政、分散无力甚至徒劳无益的活动变为社会群体的共同追求，是政策面临的首要问题，这就需要政策发挥其引导功能。① 农村医疗卫生政策的出台和执行对政策参与主体的行为产生了影响，农村医疗卫生政策一方面成为参与主体可以利用的资源之一，另一方面也规制了政策参与主体的行为；农村医疗卫生政策的参与主体出于自身利益，利用自身的优势资源做出行为反作用农村医疗卫生政策，这些行为与政策目标存在一定程度的偏离，从而影响了农村医疗卫生政策的执行效果。农村医疗卫生服务的提供并不单纯取决于医疗卫生服务的提供者即乡镇卫生院的行为，而是同时受到另外两个参与主体即政府和农村患者行为的影响，这三方的互动共同影响了农村医疗卫生服务的提供。因此，农村医疗卫生政策若要获得良好的政策效应，政府必须引导各方参与主体的行为，调动各方参与主体的积极性，提供多种渠道供多方参与，各方参与主体也需要各负其责，既不能越过责任所在也不能推诿责任。为使农村医疗卫生政策参与主体能够在政策执行过程中珍重自己的权利，承担自身的义务，实现

---

① 曾婉玲. 公共政策引导功能研究 [D]. 广州：广州大学，2011.

自己的利益，彼此之间形成良好的互动，从而保证社会医疗保险政策执行实现预期的效应并促进整个社会医疗保险制度的发展，本书从政府、乡镇卫生院、农民参保居民三方权利义务关系分别提出建议，从而引导政策参与主体的行为，促进三方参与主体的良好互动。

一、明确政府责任

政府是整个政策规则的制定方，不应当继续在微观层面参与"医、保、患"三方的博弈性活动，这也是有效避免政府部门为了自身的政府利益而忽视公共利益的重要方式，而应当注重在宏观方面着重关注社会的政治稳定、保护社会经济的持续发展、改善其社会管理职能，从而为农村医疗卫生政策的执行提供一个良好的环境。

（一）优化制度环境

政府是整个政策规则的制定方，不应当继续在微观层面参与"医、保、患"三方的博弈性活动，这也是有效避免政府部门为了自身的政府利益而忽视公共利益的重要方式，而应当注重在宏观方面着重关注社会的政治稳定、保护社会经济的持续发展、改善其社会管理职能，从而为农村医疗卫生政策的执行提供一个良好的环境。立法确立制度，立法规范制度，农村医疗卫生政策的有效执行必须要以立法保护为前提，通过立法明确医疗卫生服务供给方、医疗卫生服务提供方以及医疗卫生服务需求方等各自的权利、义务，明确政策的各项具体规定可以为农村医疗卫生政策的执行提供一个良好的法制环境，尤其是由于农村相对城市的法制程度相对落后，完善法制也就因此更加具有迫切性。

纵观医疗卫生保障体制较为完善的国家和地区，医疗保障法制化发挥了重要作用，但我国现行的社会医疗保障体系以宏观性法律、行政法规和地方法规为主，法制化程度较低，相关法规之间还存在不协调，并不能为解决医疗卫生服务所面临的复杂问题提供充分而有效的法律支持。另外，由于法律的各种配套措施不足，很多法律法规即使存在但由于普及性较小，难以发挥法制的规范的引导作用，从而在面临医疗事故和医疗纠纷时会出现很多法律制度之外的"医闹"，这些现象在一定程度上影响了政策的执行和制度的完善。因此，需要加快立法步伐，尽快制定和实施与农村医疗卫生有关的法律，从而规范各方参与主体的行为，促进农村医疗卫生政策的执行。

（二）增加政策制定科学性

由于公共政策从制定到执行具有环环相扣的特征，是一个连续的过程，倘若政策本身存在问题，那么就会产生一系列的连锁反应，并且反应的效果是正面还是负面也难以预知。尤其是由于公共政策的制定执行会关系到很多部门、社会组织以及广大公众等多方面的参与主体，涉及他们的切身利益，即使是一项科学的政策都有可能在执行过程中因为涉及利益调整和分配问题而引发利益矛盾和利益冲突，更何况一个存在问题的政策。① 因此，完善政策的决策机制，推进政府决策的科学化和民主化，提高政府的决策水平，建立和健全决策机制，从而保证政策制定的正确性是发挥公共政策引导功能的前提条件。② 第一，建立和健全决策责任制和问责机制，实行依法决策。必须规范各级政府及领导在宪法和法律规定的范围内进行活动，明晰决策者的权力、义务和责任，从而切实将政府决策行为纳入法制轨道。就医疗卫生领域而言，由于医疗问题自身的复杂性，主体之间互动关系的复杂性，明确的问责机制对于如何确定医疗服务的责任主体、医疗服务参与主体的各个角色、医保患关系中的博弈规则都具有重要意义。第二，完善和规范决策程序，按程序进行决策。对于一项关系未来长远规划的而非应急性政策，必须严格按照政策制定的科学程序进行，避免政策制定的随意性，将制定决策过程中依次所必须经过的程序进行具体化、完备化、标准化以及规范化。第三，建立决策反馈、评价和调整机制。虽然在制定政策时决策者通常会进行资料的搜集、预测和分析，然而在政策的实际执行过程中仍然存在着很多不可预知的因素，因此必须对政策的执行进行跟踪反馈，对正确部分予以肯定和继续，对失误部分则要迅速的反馈给政策决策部门，对偏离政策目标的方面进行调整、修改

---

① 斯通，顾建光. 《政策悖论：政治决策中的艺术》［J］. 理论导报，2011（3）：63.

② 韦春艳. 公共政策执行监督的困境及其解决对策［J］. 决策咨询，2008（6）：88－91.

甚至终止。医疗卫生服务涉及医疗卫生政策制定主体、医疗卫生服务的目标群体，涉及一个完整的政策执行过程，同时是一项普遍性的社会政策，尊重决策程序，注意目标群体的反馈，对完善医疗卫生政策十分必要。

（三）确保政策执行资源

虽然将基本医疗卫生服务作为由财政承担、全民共享的公共产品已基本不存在争议，但在实践中公共产品并不一定由政府直接提供，即使由政府直接提供，也需要划分不同级别政府之间的相关责任。我国宪法虽然在原则上对中央和地方政府职责范围做出了有关规定，但却没有通过立法对各级政府的事权进行明确的配置，而是采取由上级政府顺次决定其下级政府的支出划分即"下管一级"的办法，这种方法会导致政府的责任层层下移，在医疗卫生服务领域，则具体表现为地方政府尤其是基层政府的医疗财政支出过多，自 1994 年实行分税制改革以来，地方政府一直承担着我国医疗保险财政支出的主要责任。① 在我国的整个财政体系中，县级财政处于较为薄弱环节，但县级政府又具有重要地位和作用，财力的薄弱使其缺乏足够的资源去充分履行自身的职责，产生较大的职责压力，从而影响其政策执行行为，进而影响政策执行效果。

首先，明确各级政府的卫生投入责任。在当前财政收入占

---

① 刘畅. 新时期我国医疗卫生体制改革探析——基于公共财政的视角 [J]. 社会保障研究, 2012（1）: 116 - 125.

GDP 的比重和中央财政收入占全国财政收入比重都得到大幅提高的前提下，各级财政特别是中央和省级财政承担更多的卫生支出责任是可行的，但具体如何调整支出则首先需要建立在中央政府和地方政府明确的责任划分基础之上。我国人口众多，医疗卫生保障事业成本巨大，中央政府不可能承担全部的财政责任，但我国各地的经济发展水平又参差不齐，地方财政又面临着巨大的困难，因此，必须合理划分中央到地方各级政府之间的事权，明确各自在医疗卫生服务领域的支出责任，规范专项转移支付，加大对贫困地区的财政补助力度。

其次，增加基本医疗投入。政府对乡镇卫生院的财政投入中并没有专门针对基本医疗服务的投入，基本医疗的收入主要来自患者自付、"新农合"报销补偿。药品收入曾经是乡镇卫生院最主要的收入来源，药品零差价政策实施基本上断绝了这一收入来源，但实施基本药物零差价销售后政府财政压力使得其补偿力度并不足以完全承担了补偿，药品收入减少巨大，导致乡镇卫生院收入的减少，降低了医疗卫生人员提供医疗卫生服务的积极性。尽管乡镇卫生院当前的职能定位向公共卫生服务转移，但其提供基本医疗的功能不能被忽视，如此才能发挥其基层医疗保险网的作用，政府应当适当增加对乡镇卫生院基本医疗的投入。

最后，增加对乡镇卫生院医务人员的财政补偿。一方面，继续增加对乡镇卫生院医务人员的财政补偿，保证医务人员的工资待遇福利保障，从而增加乡镇卫生院对医务人员的吸引力，促进乡镇卫生院人员队伍的长远发展；另一方面，政府当前对乡镇卫生院的投入已经有很大一部分是人员经费补助，随着卫生院的服务功能转变以及医务人员工作任务和服务项目所发生的变化，应当对卫生人员的数量、质量、结构等进行合理的规划，提高财政补偿的利用效率，从而提高医疗卫生服务的效率和质量。

（四）约束逐利行为

政府及其医保部门本身是一个复杂的构成，这一政策参与主体内部已然存在着复杂的利益链条和互动关系，政府、卫生局、人社局等出于自身的工作便利和部门绩效，彼此在政策制定理念上、政策执行手段上、政策所要实现的目标上都会产生不同的想法，进而进入微妙的博弈状态。由于政府及其医保部门处于农村医疗卫生政策执行的最顶端，他们之间的博弈强弱关系很大程度上最终决定着参保居民面临着什么样的具体政策规制，而且，事实上历次医改的一个重要的目标即是实现对医疗卫生领域相关部门的利益约束和利益调整，从而减少政策执行的障碍，最终保障基本医疗卫生服务的公益性不会在部门的博弈之间而被扭曲和偏离。因此，农村医疗卫生政策在制定之时必须对相关部门的利益进行严格的划分和规制，同时加强各部门之间的合作与沟通，引导各部门之间的良性互动，防止相关部门之间因为部门利益而发生摩擦和矛盾，从而影响了实现整体的政策目标。

二、确保医疗卫生政策执行

由于政策执行者直接面对政策的目标群体，政策如何引导目标群体的行为很大程度上依赖于政策执行者对政策的执行，政策执行者在规范政策目标群体的行为方式上具有更加直接而明显的效果。乡镇卫生院作为农村医疗卫生政策的具体执行者，是农村医疗卫生政策与参保农民的连接点，作为医疗卫生服务的提供方，乡镇卫生院直接决定着农民享有基本医疗卫生服务的质量高低，从而关系到农民对农村医疗卫生政策的满意度和接受度，而作为"经济人"的经营主体，其对经济利益的追求不应当影响农民对医疗卫生服务的利用。

（一）提升综合素质

任何一项公共政策都需要具体的执行部门和执行人员进行执行方可以得到真正的落实，因此，政策执行者对于政策的认同程度、对于政策执行行为的投入力度、对于政策执行的创新精神以及对程序化工作的责任心等都关系到政策执行的水平。政策执行者的综合素质越高，越能够有效地执行政策，并且可以良好地发挥政策制定者与政策目标群体之间的纽带关系；反之如果政策执行者的素质存在问题，那么政策的执行可能会违背和偏离政策目标，引起政策初衷目标的无法实现以及政策目标群体对于政策的不满。

在提高医务人员的综合素质方面，一方面要改进完善社会化医学教育，塑造合格的医务工作者。在医学教育中，获得适当的态度和价值，就如同获得知识和技能一样，在医疗服务者的培养中是居于十分中心的地位。当今时代的医学教育普遍承认讨论与疾病、健康和不良有关的社会经济情感和其他因素是必要的，因此现代的医生，不但需要关心医学，也需要关心社会，不但需要关心其病理学，还需要关心人类的生活环境以及他们各种各样的愿望和感情。因此，除了掌握医学专业的知识和技能，还要学习态度和价值，从而更好地承担医生这种社会角色。另一方面是要培养医务人员的政策认知度以及对于规章制度的尊重、尊敬意识。以基本药物政策执行为例，在执行过程中尤其要注意的一点就是建立起合理用药的监测考核评估和激励机制，引导医务工作人员遵守《基本药物临床应用指南》和《处方集》，因为基本药物制度政策某种程度上是对医院的一种利益削减，因此，如何能够使得医务人员意识到政策的正面意义从而让增加自控能力和遵守规定是此政策进一步执行和完善的必要条件。

（二）培育人力资源

要真正改善乡镇卫生院的医疗卫生服务提供，履行其提供基本医疗和公共卫生服务的功能，必须加强乡镇卫生院的医务人员队伍建设。没有合格优秀的医务人员队伍，再全面的政策目标，再良好的基础设施建设和再先进的医疗设备只不过是另一种形式的资源浪费。具体来讲，加强乡镇卫生院医务人员的人才队伍的建设可以着重从以下几方面入手。第一，根据农村医疗卫生工作的特点加快对全科医学人才的培养，制定科学合理的规划以及具体的措施，出台关于对全科医生培养、考核、使用和管理的系统政策。第二，加快对公共卫生专业人才和管理人才的培养，通过在职培训和转岗培训等多种形式，增加公共卫生人才，以适应乡镇卫生院功能定位的迫切需要。第三，从国家到省级制定和落实吸引卫生人才到乡镇卫生院工作的多种优惠政策，在职称评审方面探索专门针对基层医疗卫生人员的职称评审条件，并增加评审数额，使长期在基层服务的医疗卫生人员获得合理的职称晋升机会。第四，加大上级医院对乡镇卫生院的对口帮扶支持力度，提高乡镇卫生院的医疗水平，带动其特色专科发展，拓宽其服务范围，提高其服务水平，从而便利参保居民的就医行为。[①]

（三）改进考核机制

在基层的医疗卫生工作中，考核和激励机制的不够完善影响着农村医疗卫生政策执行。首先，由于缺乏合理的奖惩机制，很多地区的乡镇卫生院根据考核结果无法获得全额经费，但对于绩效考核较好的乡镇卫生院又没有进行适当的奖励，这种方式不利于引导乡镇卫生院医务人员的工作积极性。其次，对于乡镇卫生院的绩效考核主要局限于上级主管部门，由此使得乡镇卫生院总是以一种面对上级的态度来面对考核，而实际上作为政策目标群体和医疗卫生消费主体的参保居民则被排除在考核之外，这样的问责方式其实是一种逆向的问责，并不能真正使得乡镇卫生院意识到自身服务行为的不足。再次，尽管对于乡镇卫生院的绩效考核制定了内容全面、指标细致的考核标准，然而其中比较容易落

---

① 段迎春. 新农合制度下的乡镇卫生院发展研究 [D]. 济南：山东大学，2012.

实的都是显性指标，很多隐性指标既无法量化或者就算得到量化也难以真正被考核，再或者即使考核指标科学，但由于乡镇卫生院缺少达到这些指标的资源，考核也沦为了形式，甚至会被认为是上级对下级的刁难，引起下级的牢骚和不满，这就容易使得考核沦为一种科学面目之下的不科学。最后，对于发展运营情况完全不同的乡镇卫生院存在着在考核中"一刀切"的情况，而没有在充分考虑本乡镇发展水平和发展潜力、发展环境的基础上采取差异化的绩效考核，由此就使乡镇政府的真实绩效很可能反映不出来。因此，为了完善乡镇卫生院的考核机制，真正使得考核成为促进乡镇卫生院医疗卫生服务提供质量的手段，可以将乡镇卫生院的考核与当地基层政府工作绩效挂钩，从而引起当地基层政府对于卫生院绩效考核的真正重视。对运营状况较好、政策执行效果较好的乡镇卫生院进行物质奖励或精神奖励，提高其工作积极性；在乡镇卫生院内部建立有效的考核和激励机制，根据完成服务项目的质和量给予相应的报酬，奖优惩劣，从而提高医务人员的工作积极性。

三、提高政策回应性和参与性

公共政策引导功能非常重要的一方面即是如何发挥对政策目标群体的引导功能。一方面，政策目标群体的问题和需求是公共政策之所以出台的根本原因之一，政策目标群体对政策的认知度和接受度对于公共政策的执行效果有着重要影响。另一方面，由于宏观的政策指导与政策目标群体多样化而具体的要求存在差距，良好发挥政策的引导功能是减少这种差距的必要手段。因此，要实现和发挥政策的引导功能，就需要扩大政策目标群体对政策过程的参与，明确其参与权利以及参与义务，改进与政策目标群体的互动方式，增加政策目标群体对政策认知度、接受度以及满意度。参保农民作为农村医疗卫生政策的目标群体，一方面享有享受基本医疗卫生服务的权利，并且拥有对农村医疗卫生政策的表达满意度及监督等公民权利，但另一方面也承担着配合农村医疗卫生政策执行的公民义务。

（一）尊重公民的知情权

虽然原有的传统权威、习俗以及道德等可能已经减弱了其原有的约束力和控制力，国家的行政化管理以及法律政策的规制却不断加深，现代社会政策虽然推进和支持了个体化，但同时也会对个体的行为提出新的结构性约束。而且，由于我国长期以来威权主义和集体主义色彩，尽管农民的权利意识不断觉醒，但距离公民政治尚有一段距离，中国社会的个体化是一个发展的过程，其背景特点包括国家管理、民主氛围和福利体制欠发达，以及古典个人主义的发育不充分。① 因此，农民对国家出台的政策，或者出于顺从的习惯以及对公权力的畏惧，倾向于不加思考地被动接受；或者即使思考并考虑到政策存在的问题，也仍然会在权衡

---

① 陈俊辰. 社会转型中的私人生活与个体化——解读阎云翔《私人生活的变革》[J]. 世纪桥，2013（3）：35-37.

利益得失后在名义上接受，但有可能在政策执行过程中使用"弱者的武器"，削减政策的执行力。在不断进行的医疗制度改革中，甚至出现过专家学者深感对医疗卫生政策的解读困难现象，更何况对于专业素质欠缺的普通农村公民，在以农民为目标群体的医疗卫生政策的制定和改革中，农民无论是在政策制定的参与中，还是政策执行中的知晓度，抑或政策反馈中的发声，都处于一种"失语"状态。

因此，扩大目标群体的参与必须充分尊重公民的知情权。公民参与是建立在他对公共事务的知情权得到实现的基础之上的，只有当公民的知情权得到了实现，他才会生成参与意识，并由此自觉地付诸行动，所以，发挥公共政策引导功能，首先应当把保障公民的知情权作为切入点。改革开放是我国的一项基本国策，如果说招商引资、发展外向型经济等举措是经济层面的开放的话，那么公民知情权受到尊重和保障则是社会治理的开放。由于医疗卫生政策本身的复杂性以及我国政策环境复杂性，医疗卫生政策的很多具体规制存在令人难以解读的一面，尤其是由于农村居民的知识文化水平的限制，农村政务公开环境的限制，农村居民对于医疗卫生政策的知晓度和理解度相对较低，尊重公民的知情权，不但要从理念上使农村居民完成由"臣民"向"公民"的转变，更要在操作层面上为其知情权的实现创造一个良好的环境。

（二）培育公民的参与意识

公共政策引导功能的发挥需要政府通过培育公民的角色意识

来增强公民的公共事务参与权。公民参与权能否实现取决于公民的参与行为，而参与行为则是公民参与意识、对公共事务的责任感和对自我利益的权利要求的结果，政府应当主动地培育公民的参与意识。因此，公共政策引导功能的发挥应当放在培育公民的角色意识之中，让公民自觉投入公共事务的参与过程之中，从而推进政策引导的发挥。在这一过程中，政府需要做的最为关键的工作就是充分保障公民的自主参与权，营造民主的政治秩序，鼓励公民从关乎自身利益的事做起，然后再逐渐把其关注公共事务的视界扩展到更大范围，而不是一切事务都由政府包办、全揽，否则政策就只能停留在文件里的上层意识，而无法真正实现其政策效果。

因此，在农村医疗卫生政策中，应当切实实行"底层赋权"的原则，促进农民在医疗卫生政策过程中的参与和合作。强势群体和弱势群体在权利分布上的不均衡是社会失衡的表现之一，与强势群体相比，弱势群体缺少自己利益表达的渠道，要使强势群体和弱势群体的权利获得一个均衡点，最紧要的一点就是要给弱势群体赋权，即赋予和落实法律规定给予他们的权利。① 但赋权不应当只是一个理念，要使得理念真正发展为实践，就要有相应的组织基础、制度安排，为弱势群体凝聚自己的利益、表达自己的利益建立话语和行为平台，逐步形成同强势群体的"讨价还

---

① 沈原. 构建和谐社会"底层赋权"最重要 [J]. 领导决策信息，2005（1）：19－19.

价"的能力。① 倾听农民对农村医疗卫生政策发出的声音，并科学吸收这种声音，做好政策的信息反馈，是改进政策并推动政策的重要方面。

（三）鼓励农民的"自我约束"

由于医疗卫生服务的特殊性，作为"理性人"，农民从个体利益角度出发，有追求医疗福利最大化的倾向，追求"少负担、高消费"，在约束不力的情况下，还有可能形成"医患合谋"，造成高费用的医疗卫生服务和高成本的医疗保险，甚至还会违规侵占医疗保险基金，这种个体逐利的行为取向也不利于农民对医疗卫生服务政策监督。以农村医疗卫生政策的监督权利行使为例，目前农村医疗卫生政策在吸收农民代表行使监督权利方面的成效并不显著，以"新农合"制度为例，加入制度监督委员会的农民代表基本上都是与基层政府"关系好"的农民或称为"被收买的"的农民，很难真正实现对基层政府的行为实施监管。②

社会政策从制定到执行本身就是一个相关利益群体不停博弈的过程，在利益的驱动下，每个群体都倾向于实现自己的利益最大化，甚至有可能损害公共利益，影响政策宏观目标的实现。尤

---

① 文军. 个体化社会的来临与包容性社会政策的建构 [J]. 社会科学，2012 (1)：81 - 86.

② 林淑周. 论农民在新型农村合作医疗中的角色——社会政策的视角 [J]. 福建行政学院学报，2007 (6)：57 - 61.

其是由于医疗卫生服务、医疗卫生政策又具有一定特殊性，如"第三方付费""诱导性需求""道德风险"等，这使得各方政策参与主体都更容易受到逐利的诱惑。在农村医疗卫生政策的施行中，农民可能会为了追求"医疗卫生福利最大化"而做出某些不恰当的个人主义的行为影响政策的施行，对此，除了继续完善政策、增强政策本身的约束性，鼓励农民的"自我约束"则既可以尊重农民个体化所展现出的独立能力和公民权利，又可以减少农民个体化带来的负面效应。

结　语

　　本文以"新医改"为背景，以吉登斯的结构化理论为视角，通过实地调研，结合问卷调查和深度访谈，试图从农村医疗卫生政策参与主体的行为及互动的角度来分析农村医疗卫生服务提供不足、农村医疗卫生政策执行未达到预期效果的原因。在本书写作过程中，笔者试图呈现的是政策参与主体的具体行为方式和行为目的，以及其服从政策、反作用于政策这一动态过程的描述，从而论证以下三方面内容。农村医疗卫生政策的出台和执行对政策参与主体的行为产生了影响，农村医疗卫生政策一方面成为参与主体可以利用的资源之一，另一方面也规制了政策参与主体的行为；农村医疗卫生政策的参与主体出于自身的利益，利用自身的优势资源做出行为反作用农村医疗卫生政策，这些行为目标与政策目标存在一定程度的偏离，从而影响了农村医疗卫生服务的提供和农村医疗卫生政策的执行效果；农村医疗卫生服务的提供并不单纯取决于医疗卫生服务的提供者即乡镇卫生院的行为，而是同时受到另外两个参与主体即政府和农村患者行为的影响，这三方的互动共同影响了农村医疗卫生服务的提供。因此，农村医疗卫生政策参与主体的行为目标和政策的宏观目标之间存在差异，是农村医疗卫生政策目标没有得到充分实现的原因，要进一步实现政策目标，则政策在制定和执行过程中需要加强对政策参与主体行为的引导。

在经验分析的过程中，作为本书研究视角的结构化理论也表现出一定的缺陷。一方面，结构化理论对权力的分析不够完整，结构化理论认为权力是人的能动行为的表现，通过资源而起作用，资源主要包括配置性资源和权威性资源，但在这些权力作用的中介即资源中，吉登斯忽视了精神层次的文化因素，精神层次的文化因素也能成为权力作用的中介，如各种意识形态对人们思想和行动的支配。① 在对农村医疗卫生政策的参与主体的行为分析过程中，可以明显地感受到意识、文化因素对其行为所产生的影响，如上级政府的精英意识以及基层政府面对上级政府所具有的"下级服从上级"意识，参保农民的个体化意识、根深蒂固的"官本位"意识以及传统的风俗习惯意识；乡镇卫生院的怀旧意识、与其他事业单位部门相比较的意识，这些意识都对政策的制定和执行产生了或多或少的影响。另一方面，吉登斯结构化理论中的多种结构基本没有主次轻重之分，或者说，即使在具体的情境下，某一因素占据中心地位的机会也是均等的，其发挥作用的权重是一样的。例如在表意结构、支配结构、合法化结构这三种结构共

---

① 金小红. 吉登斯结构化理论的逻辑 ［M］. 武汉：华中师范大学出版社，2008.

同组成结构从而构成不同的制度时，他们都有"轮流坐庄"的机会。① 但事实上，在结构化的过程中，各个因素的影响力度是不同的。在对农村医疗卫生政策参与主体的行为分析过程中，可以较为清晰地感受到各个政策参与主体所占据的优势资源是各不相同的，其在互动过程中所占据的地位也不尽相同。在此基础上其对农村医疗卫生政策和制度的影响力度以及影响方式都是不同的。

当 T 镇卫生院院长讲述在疫苗接种过程中有农民抱着已死掉的婴儿前来接种并试图将死亡原因推脱给疫苗接种从而从医院获得赔偿时，笔者感受到了前所未有的压抑。著名女作家迟子建在其短篇小说《世界上所有的夜晚》中写到一名矿工的死亡，如果此矿工尸体未被发现而只算作失踪，当地领导则可将死亡数额控制在更低级别事故范围内而不被免职，私下交易后，矿工之妻将丈夫的尸体藏于自己院内，以此求得在当地的生存和生活。笔者在访谈中了解到这类似讹诈的寻求医疗赔偿的事件时也感受到类似的无奈。一方面，农民在相对贫困的生活环境下对利益的追求让人可叹；另一方面，则让人沉思为什么一项有着崇高目标的社会政策在执行过程中却反而可能滋生出若干负面后果。

在对 T 镇卫生院工作人员、当地基层政府工作人员以及当地参保农民的访谈过程中，可以感受到一种显而易见的矛盾状态，即几乎所有被访谈对象都首先承认政策总体规划上的良好愿景，但对于政策的科学合理与否，以及政策实际效果又都表现出一定

---

① 韩炳. 吉登斯的早期思想探析 [D]. 天津：天津师范大学，2004.

程度的否定。为什么一项旨在提高国民福利的公共政策却无法得到参与主体更高程度的政策认同？为什么每一方参与主体在政策执行过程中都认为自己付出了很多辛苦自身利益却没有得到充分实现，同时又陷入彼此的算计和不满中？而在实际的调研过程中，笔者通过参与和观察也确实了解到他们的辛苦是真实的，不满是真实的，自身不足也是真实的，由此，笔者致力于呈现卫生院工作人员、当地基层政府工作人员以及当地参保农民在政策规制之下回应政策的实际态度和实际行为取向，而并非执着于对医疗卫生服务到底应该是"公"还是"私"的价值探讨，正所谓"生成无须洞察，大地自己呈现"。

受个人能力的限制，本研究主要有以下三方面不足。第一，本研究使用的是定性研究方法，通过关键知情者的访谈来探讨政策实施以及乡镇卫生院医疗卫生服务提供行为，政府及其医保部门的政府行为，参保居民的就医行为以及三者之间的行为互动。由于政策的执行及其效果受到多种变量因素的影响，此种研究方法在推导直接的因果关系上存在缺陷。第二，由于政策过程是一个十分漫长而复杂的过程，"新医改"产生的各种政策效果、政策的落实和政策影响的释放都需要相当长的一段时间，在这段时间里，政策本身及政策环境以及政策参与主体的行为都将继续发生变化，也因此，本研究中所关注和呈现出的某些现象和结果尚且待进一步验证。第三，在政策制度建议方面，并非所有的关于制度变迁的建议都是合理，或者即使是原则上合理的，其实也未必适合于当时的社会情景，因此其可行性和具体性有待进一步的提高。

参考文献

著作

[1] 贝茨. 市场与国家：发展经济政治学 [M]. 北京：国际文化出版公司.

[2] 孙立平. 转型与断裂 [M]. 北京：清华大学出版社，2004.

[3] 赵卫华. 地位与健康：农民的健康风险、医疗保障及医疗服务可及性 [M]. 北京：社会科学文献出版社，2012.

[4] 项飚. 跨越边界的社区 [M]. 北京：生活·读书·新知三联书店，2000.

[5] 金晓红. 吉登斯结构化理论的逻辑 [M]. 武汉：华中师范大学出版社，2008.

[6] 莱恩. 医疗卫生服务管理导论 [M]. 北京：中国人民大学出版社，2012.

[7] 安东尼·吉登斯李康，李猛. 社会的构成：结构化理论纲要 [M]. 北京：中国人民大学出版社.

[8] 艾尔·巴比. 社会研究方法：第八版 [M]. 北京：华夏出版社，2000.

[9] 马凤芝. 转型期社会福利的内卷化及其制度意义：城市下岗失业贫困妇女求助和受助经验的叙述分析 [M]. 北京：北京大学出版社，2010.

[10] 董海军. 塘镇：乡镇社会的利益博弈与协调 [M]. 北京：社会科学文献出版社，2008.

[11] 巴戈特. 解析医疗卫生政策 [M]. 上海：格致出版社，2012.

[12] 胡伟. 政治过程 [M]. 杭州：浙江人民出版社，1998.

[13] 高默波. 高家村：共和国农村生活素描 [M]. 香港：香港中文大学出版，2013.

[14] 罗伯特·K. 默顿. 社会研究与社会政策 [M]. 北京：三联书店，2001.

[15] 富兰德，古德曼，斯坦诺. 卫生经济学 [M]. 6 版. 王健，等，译. 北京：中国人民大学出版社，2011.

[16] 陆学艺，顾秀林. 中国事业单位人事制度改革研究 [M]. 北京：社会科学文献出版社，2008.

[17] 陈振明. 政策科学 [M]. 北京：中国人民大学出版社，2003.

[18] 郑功成. 中国社会保障制度变迁与评估 [M]. 北京：中国人民大学出版社，2002.

[19] 王延中. 中国卫生改革与发展实证研究 [M]. 北京：中国劳动出版社，2008.

[20] 陈佳贵. 民营医院的典范：天津北门医院发展模式研究 [M]. 北京：中国社会科学出版社，2012.

[21] 郭伟和. "身份之争"：转型中的北京社区生活模式和生计策略研究 [M]. 北京：北京大学出版社，2010.

[22] 张静. 现代公共规则与乡村社会 [M]. 上海：上海书店出版社，2006.

[23] 贺雪峰. 新乡土中国：转型期乡村社会调查笔记 [M]. 桂林：广西师范大学出版社，2003.

[24] 阎云翔，陆洋. 中国社会的个体化 [M]. 上海：上海译文出版社，2016.

[25] 吴毅. 小镇喧嚣——一个乡镇政治运作的演绎与阐释 [M]. 上海：生活·读书·新知三联书店，2007.

[26] 赵成福. 社会转型中的县域农村公共服务供给机制研究——以河南省延津县为表述对象 [M]. 北京：中国社会科学出版社，2010.

[27] 威廉·考克汉姆. 医学社会学 [M]. 北京：中国人民大学出版社，2012.

[28] 朱利安·图德·哈特. 医疗服务的政治经济学[M]. 2 版. 上海：格致出版社，2014.

[29] 席焕久. 医学人类学 [M]. 北京：人民卫生出版社，2004.

[30] 陈志潜. 中国农村的医学 [M]. 成都：四川人民出版社，1998.

[31] 阿瑟·克莱曼，克兰曼. 疾痛的故事：苦难、治愈与人的境况 [M]. 方筱丽，译. 上海：上海译文出版社，2010.

[32] 杨念群. 再造"病人"——中西医冲突下的空间政治（1832—1985）[M]. 北京：中国人民大学出版社，2006.

[33] 胡成. 医疗、卫生与世界之中国（1820—1937）：跨国和跨文化视野之下的历史研究 [M]. 北京：科学出版社，2013.

[34] 胡宜. 送医下乡：现代中国的疾病政治 [M]. 北京：社会科学文献出版社，2011.

[35] 谢立中. 结构—制度分析，还是过程—事件分析？ [M]. 北京：社会科学文献出版社，2010.

[36] 张静. 社会学论文写作指南 [M]. 上海：上海人民出版社，2008.

[37] 海默. 在中国做田野调查 [M]. 重庆：重庆大学出版社，2012.

[38] 福克斯. 谁将生存？健康经济学和社会选择增补版 [M]. 上海：上海人民出版社，2012.

[39] 罗伯特·埃默森，雷切尔·弗雷兹，琳达·肖. 如何做田野笔记 [M]. 上海：上海译文出版社，2012.

[40] 麦克·布洛维. 公共社会学：麦克·布洛维论文精选 [M]. 北京：

社会科学文献出版社，2007.

中文期刊

[1] 林毅夫. 中国的城市发展与农村现代化 [J]. 北京大学学报：哲学社会科学版，2002 (4)：12 – 15.

[2] 黄大洲. 现代农业建设十要点 [J]. 农村工作通讯，2009 (24)：16.

[3] 李克强. 不断深化医改，推动建立符合国情惠及全民的医药卫生体制 [J]. 求是，2011 (22)：3 – 10.

[4] 徐凌忠，邴媛媛，王斌，等. 农村乡镇卫生院功能定位及调整政策研究 [J]. 中国卫生事业管理，2003，19 (9)：104 – 106.

[5] 王禄生. 乡镇卫生院的机构设置与功能定位 (2) [J]. 中国卫生资源，2008，11 (3)：103 – 105.

[6] 马玉琴，孙金海，李婷，等. “城乡一体化”模式下乡镇卫生院的功能定位与思考 [J]. 中国初级卫生保健，2008，22 (1)：7 – 9.

[7] 林闽钢. 我国农村合作医疗制度治理结构的转型 [J]. 农业经济问题，2006 (5)：22 – 28.

[8] 宁满秀，潘丹. 新型农村合作医疗对农户医疗服务利用平等性影响的实证研究——基于 CHNS 的数据分析 [J]. 东南学术，2011 (2)：64 – 71.

[9] 封进，刘芳. 新农合对改善医疗服务利用不平等的影响——基于 2004 年和 2006 年的调查数据 [J]. 中国卫生政策研究，2012，05 (3)：45 – 51.

[10] 叶春辉，封进，王晓润. 收入、受教育水平和医疗消费：基于农户微观数据的分析 [J]. 中国农村经济，2008 (8)：16 – 24.

[11] 张建平，王国军. 新型农村合作医疗：模式创新与谨防踏入的误区

[J]. 农业经济问题, 2006 (4): 39 - 42.

[12] 胡桂平, 孟枫平. 新型农村合作医疗制度补偿机制的社会评价分析及建议 [J]. 安徽农业大学学报: 社会科学版, 2011, 20 (2): 12 - 14.

[13] 封进, 李珍珍. 中国农村医疗保障制度的补偿模式研究 [J]. 经济研究, 2009 (4): 103 - 115.

[14] 何佳馨. "新农合" 的实施、问题及其制度完善 [J]. 河南财经政法大学学报, 2012, 27 (3): 102 - 109.

[15] 朱朝霞. 新型农村合作医疗本质属性、运行矛盾及政策选择 [J]. 湖北社会科学, 2009 (4): 53 - 56.

[16] 李中义, 刘淑贤. 新型农村合作医疗中的道德风险分析及控制 [J]. 经济经纬, 2010 (5): 62 - 66.

[17] 封进. 新型农村养老保险制度: 政策设计与实施效果 [J]. 世界经济情况, 2010 (8): 14 - 19.

[18] 张志勇. 建立多层次医疗保障体系的实践与思考 [J]. 中国医疗保险, 2008 (2): 30 - 31.

[19] 孙淑云, 柴志凯. 新型合作医疗立法初探 [J]. 中国农村卫生事业管理, 2004, 24 (4): 10 - 13.

[20] 王根贤. 新型农村合作医疗组织有效运作的前提 [J]. 地方财政研究, 2006 (7): 19 - 22.

[21] 林闽钢. 我国农村合作医疗制度治理结构的转型 [J]. 农业经济问题, 2006 (5): 22 - 28.

[22] 谷彦芳, 宋凤轩. 建立可持续发展的新农合制度的政策建议 [J]. 中国卫生事业管理, 2008, 25 (3): 188 - 190.

[23] 袁璟. 新医改环境下乡镇卫生院的发展——筹资、人力资源和服务功能研究 [D]. 济南: 山东大学, 2012. 39.

［24］陈美琴，谢红莉. 景宁畲族自治县农村卫生服务分析与探索［J］.
中国卫生经济，2009，28（9）：60 - 62.

［25］李燕凌，李立清. 新型农村合作医疗卫生资源利用绩效研究——基于
倾向得分匹配法（PSM）的实证分析［J］. 农业经济问题，2009
（10）：51 - 58.

［26］夏玉珍，姜利标. 社会学中的时空概念与类型范畴——评吉登斯的时
空概念与类型［J］. 黑龙江社会科学，2010（3）：129 - 132.

［27］向德平，等. 吉登斯时空观的现代意义［J］. 哲学动态，2003，
（8）：29 - 31.

［28］黄陵东. 人类行为解读：韦伯与哈贝马斯的社会行动理论［J］. 福
建论坛：人文社会科学版，2003（4）：58 - 65.

［29］乔丽英. 吉登斯结构化理论中"行动"概念的深度审视［J］. 江西
师范大学学报：哲学社会科学版，2007，40（5）：111 - 115.

［30］孟祥远，邓智平. 如何超越二元对立？——对布迪厄与吉登斯比较性
评析［J］. 南京社会科学，2009（9）：111 - 114.

［31］风笑天，田凯. 近十年我国社会学实地研究评析［J］. 社会学研究，
1998（2）：106 - 112.

［32］郑欣. 田野调查与现场进入——当代中国研究实证方法探讨［J］. 南
京大学学报：哲学·人文科学·社会科学，2003，40（3）：52 - 61.

［33］陈向明. 社会科学中的定性研究方法［J］. 中国社会科学，1996
（6）：93 - 102.

［34］蘇中信. 以紮根理論探討台灣商管期刊中內容分析法的類型［J］.
人文社會科學研究，2012，6.

［35］李培林. 巨变：村落的终结——都市里的村庄研究［J］. 中国社会
科学，2002（1）：168 - 179.

[36] [37] 折晓叶，艾云. 城乡关系演变的研究路径——一种社会学研究思路和分析框架 [J]. 社会发展研究，2014（2）：1-41.

[38] 赵蜜，方文. 社会政策中的互依三角——以村民自治制度为例 [J]. 社会学研究，2013（6）：169-192.

[39] 丁煌，柏必成. 论乡镇政府行为选择的优化——以乡镇政府和乡村制度环境的互动为视角 [J]. 政治学研究，2006（4）：77-86.

[40] 李玲，陈秋霖，张维，等. 公立医院的公益性及其保障措施 [J]. 中国卫生政策研究，2010，3（5）：7-11.

[41] 左根永，孙强，李凯，等. 山东省基本药物筹资政策对乡镇卫生院行为的影响研究 [J]. 中国卫生政策研究，2011，04（11）：13-18.

[42] 朱恒鹏. 医疗体制弊端与药品定价扭曲 [J]. 中国社会科学，2007（4）：89-103.

[43] 杨炯，李劲松. 实行医疗保险总额预付制改革的思考 [J]. 中国医院管理，2013，33（3）：65-67.

[44] 房莉杰. 半乡土社会的医患互动：以抗生素使用为例的研究 [C] // 2010 年度中国健康传播大会. 2011.

[45] 董香书，Proochista Ariana，肖翔. 中国农村医生离职倾向研究——基于工作收入、医院管理与医患关系的实证分析 [J]. 经济评论，2013（2）：30-39.

[46] 何海兵. 实践理论与实践社会学方法探析 [J]. 天府新论，2008（2）：100-104.

[47] 张宜民. 城市公立医疗机构医生工作满意度、职业倦怠与离职意向关系的模型研究 [D]. 上海：复旦大学，2011.

[48] 王慧，杨敏，高伟，等. 护士情绪劳动表现策略与工作倦怠相关性分析 [J]. 护理学杂志，2008，23（3）：1-3.

［49］钱兴平，丁宏，徐寅. 安徽省乡镇卫生院卫生服务人员工作满意度测量 ［J］. 安徽医学，2012，33（3）：349 - 351.

［50］宋伟. 我国事业单位绩效工资执行中的问题与消解对策研究 ［D］. 西安：西北大学，2014.

［51］许兵，石宏伟. 构建农村和谐医患关系的困境及对策研究 ［J］. 特区经济，2012（11）：160 - 162.

［52］韩蕾. 我国公立医院人员流动现状及其影响因素研究 ［D］. 济南：山东大学，2008.

［53］贺东航，孔繁斌. 公共政策执行的中国经验 ［J］. 中国社会科学，2011（5）：61 - 79.

［54］贺东航. 当前中国政治学研究的困境与新视野 ［J］. 探索，2004（6）：52 - 55.

［55］刘玉照，田青. 新制度是如何落实的？——作为制度变迁新机制的"通变"［J］. 社会学研究，2009（4）：133 - 156.

［56］刘伟，吴友全. 论中国政治过程中的内输入模式 ［J］. 江汉论坛，2013（6）：13 - 17.

［57］吴月. 政治精英与地方政府的制度创新行为：一个分析框架 ［J］. 中国行政管理，2014（4）.

［58］三大医保整合已成共识，问题是归谁管？［N］. 经济参考报，2013 - 4 - 12.

［59］邵青. 公共财政视角下农村卫生服务财政投入问题研究 ［D］. 武汉：华中师范大学，2008.

［60］秦立建，王震，蒋中一. 药品零差价政策实施中出现的问题与对策 ［J］. 价格理论与实践，2012（2）：28 - 29.

［61］王敬尧，宋哲. 地方政府财政投入与基本公共服务均等化 ［J］. 华

中师范大学学报：人文社会科学版，2008，47（1）：27-34.

[62] 郇建立，李文静. 村民视角下的新型农村合作医疗政策实施效果评估——基于晋西南 M 村的问卷调查和个案访谈 [J]. 北京科技大学学报：社会科学版，2013，29（1）：59-65.

[63] 尉建文，谢镇荣. 灾后重建中的政府满意度——基于汶川地震的经验发现 [J]. 社会学研究，2015（1）：97-113.

[64] 伍吉云，肖凤，刘旭阳. 新医改下患者期望的医疗服务质量发展观调查研究 [J]. 生产力研究，2011（12）：111-112.

[65] 吴理财. 论个体化乡村社会的公共性建设 [J]. 探索与争鸣，2014，(1)：54-58.

[66] 周幼平. 中国社会政策变迁研究：一个演化的视角（1978-2008）[D]. 上海：上海交通大学，2012.

[67] 张良. 现代化进程中的个体化与乡村社会重建 [J]. 浙江社会科学，2013（3）：5-11+156.

[68] 董海军. "作为武器的弱者身份"：农民维权抗争的底层政治 [J]. 社会，2008，28（4）：34-58.

[69] 赵林海，汤质如，颜理论. 社会医疗保险机构"逆向选择"和"道德风险"行为分析 [J]. 中国农村卫生事业管理，2005，25（11）：27-28.

[70] 王宗凡. 从冲突到合作：医保政策执行中医保管理机构与医院互动方式的转变 [D]. 北京：北京大学，2010.

[71] 汪潇，薛秦香. 对中国医改后所面临问题的分析——从医·保·患三方关系的角度 [J]. 中国医学伦理学，2009，22（1）：136-137.

[72] 曾婉玲. 公共政策引导功能研究 [D]. 广州：广州大学，2011.

[73] 刘畅. 新时期我国医疗卫生体制改革探析——基于公共财政的视角

[J]. 社会保障研究, 2012 (1): 116 – 125.

[74] 段迎春. 新农合制度下的乡镇卫生院发展研究 [D]. 济南: 山东大学, 2012.

[75] 陈俊辰. 社会转型中的私人生活与个体化——解读阎云翔《私人生活的变革》[J]. 世纪桥, 2013 (3): 35 – 37.

[76] 沈原. 构建和谐社会"底层赋权"最重要 [J]. 领导决策信息, 2005 (1): 19 – 19.

[77] 文军. 个体化社会的来临与包容性社会政策的建构 [J]. 社会科学, 2012 (1): 81 – 86.

[78] 林淑周. 论农民在新型农村合作医疗中的角色——社会政策的视角 [J]. 福建行政学院学报, 2007 (6): 57 – 61.

[79] 韩炯. 吉登斯的早期思想探析 [D]. 天津: 天津师范大学, 2004.

[80] 邹珺. 合作医疗的制度分析 [D]. 北京: 中国社会科学院研究生院, 2003.

[81] 屈英和. "关系就医"取向下医患互动关系研究 [D]. 长春: 吉林大学, 2010.

[82] 张春汉. 农村居民就医行为研究 [D]. 武汉: 华中农业大学, 2005.

[83] 胡洋. 政府、医院与患者三者互动关系中的中国医疗费用控制策略研究 [D]. 武汉: 华中科技大学, 2007.

[84] 吴玉锋. 新型农村社会养老保险参与行为实证分析——以村域社会资本为视角 [J]. 中国农村经济, 2011 (10): 64 – 76.

[85] 温海涛. 当代中国基层政府执行力建设问题研究 [D]. 济南: 山东师范大学, 2012.

[86] 董少林. 公共选择理论视角下地方政府利益研究 [D]. 上海: 复旦大学, 2009.

[87] 王静. 公共政策视角下的政府利益分析 [D]. 长沙：湖南大学，2008.

[88] 郑忠伟. 基于需求与能力管理的医院服务运作管理研究 [D]. 成都：西南交通大学，2012.

[89] 程雷. 基于政府责任和公民权利的社会保障制度研究 [D]. 大连：东北财经大学，2012.

[90] 王石. 我国社会医疗保险的政府责任研究 [D]. 哈尔滨：黑龙江大学，2012.

[91] 韩艳丽. 新农村建设视阈下基层政府执行力提升研究 [J]. 湖北社会科学，2010 (7)：26-29.

[92] 袁琳. 论政府在构建和谐医患关系中的责任 [D]. 石家庄：河北师范大学，2012.

[93] 何佳璇. 社会医疗保险视角下的政府责任研究 [D]. 昆明：云南财经大学，2012.

[94] 王迪飞. 基本药物制度实施中的社会医疗保险干预策略研究 [D]. 武汉：华中科技大学，2012.

[95] 康进. 医疗服务顾客满意度测评体系研究 [D]. 杭州：浙江大学，2004.

[96] 杜兰英. 医疗服务质量管理体系研究 [D]. 武汉：武汉理工大学，2003.

[97] 彭泗清. 信任的建立机制：关系运作与法制手段 [J]. 社会学研究，1999 (2)：55-68.

[98] 林竹. 城市社区居委会汇集社情民意的有效渠道 [J]. 社会工作，2008 (4)：54-55.

[99] 张宜民，冯学山. 城市公立医疗机构医生工作满意度决定因素的实证研究 [J]. 中国卫生资源，2011，14 (2)：77-79.

英文文献

[1] Burawoy M. The politics of production: Factory regimes under capitalism and socialism [M]. Verso London, 1985.

[2] Thitiwan Sricharoen, Buchenrieder N S G. Health insurance in Rural Northern Thailand What is available What would be desirable [J]. Proceedings of the German Development Economics Conference, Zurich, 2008.

[3] Grönroos, Christian. Service management and marketing: managing the moments of truth in service competition [M]. Jossey – Bass, 1990.

[4] Rizzo J. A. , D. Blumenthal. Is the target income hypothesis an economic heresy [J]. Medical Care Research and Review, 1996, 53 (3): 243 – 266.

[5] Martin Feldstein. The Economics of Health and Health Care: What Have We Learned? What Have I Learned? Am. Econ. Rev. 1995 (85): 28 – 31.

[6] Arrow. K. J. Uncertainty and the welfare economics of medical care [J]. American Economic Review, (53): 941 – 973.

[7] Berkanovic E, Marcus A C. Leo G. Reeder 13 March, 1921—1925 September, 1978 [J]. Social Science & Medicine: part A, 1979: 249.

[8] Cohen S, Brissette I, Skoner D P, et al. Social integration and health: The case of the common cold [J]. Journal of Social Structure, 2000, 1 (3): 1 – 7.

[9] Blank R. H, Burau V D. Comparative health policy [M]. Houndmills: Palgrave Macmillan, 2004.

[10] Urry J. Social relations, space and time [J]. Social relations and spatial structures, 1985, 20 – 48.

[11] Warde A. Spatial change, politics and the division of labour [J]. Social relations and spatial structures, 1985 (25).

[12] Herod A. From a Geography of Labor to a Labor Geography: Labor's Spatial Fix and theGeography of Capitalism [J]. Antipode, 1997, 29 (1): 1 –31.

[13] Gallagher M E. Contagious capitalism: Globalization and the politics of labor in China [M]. Princeton University Press, 2011.

[14] Desmet, M. , Chowdhury, A. Q. , Islam, M. K. . The Potential for Social Mobilisation in Bangladesh: The Organisationand Functioning of Two Health Insurance Schemes, Social Science & Medicine, 1999, 48 (7): 925 – 938.

[15] Duflo, Esther, Emmanuel Saez. Participation and Investment Decisions in a Retirement Plan: The Influence of Colleagues' Choices, Journal of Public Economics, 2002, 85 (1): 121 – 148.